U0165777

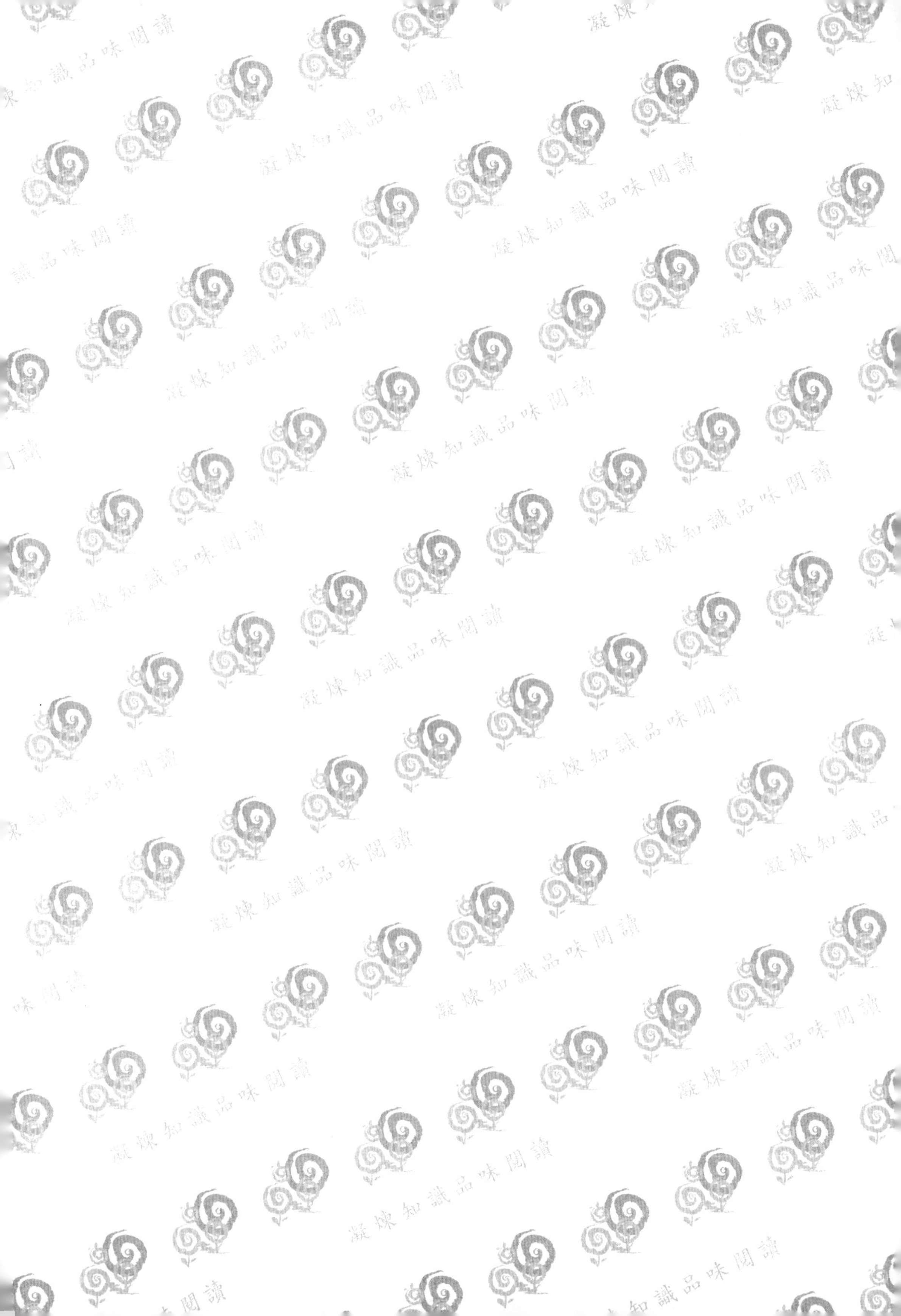

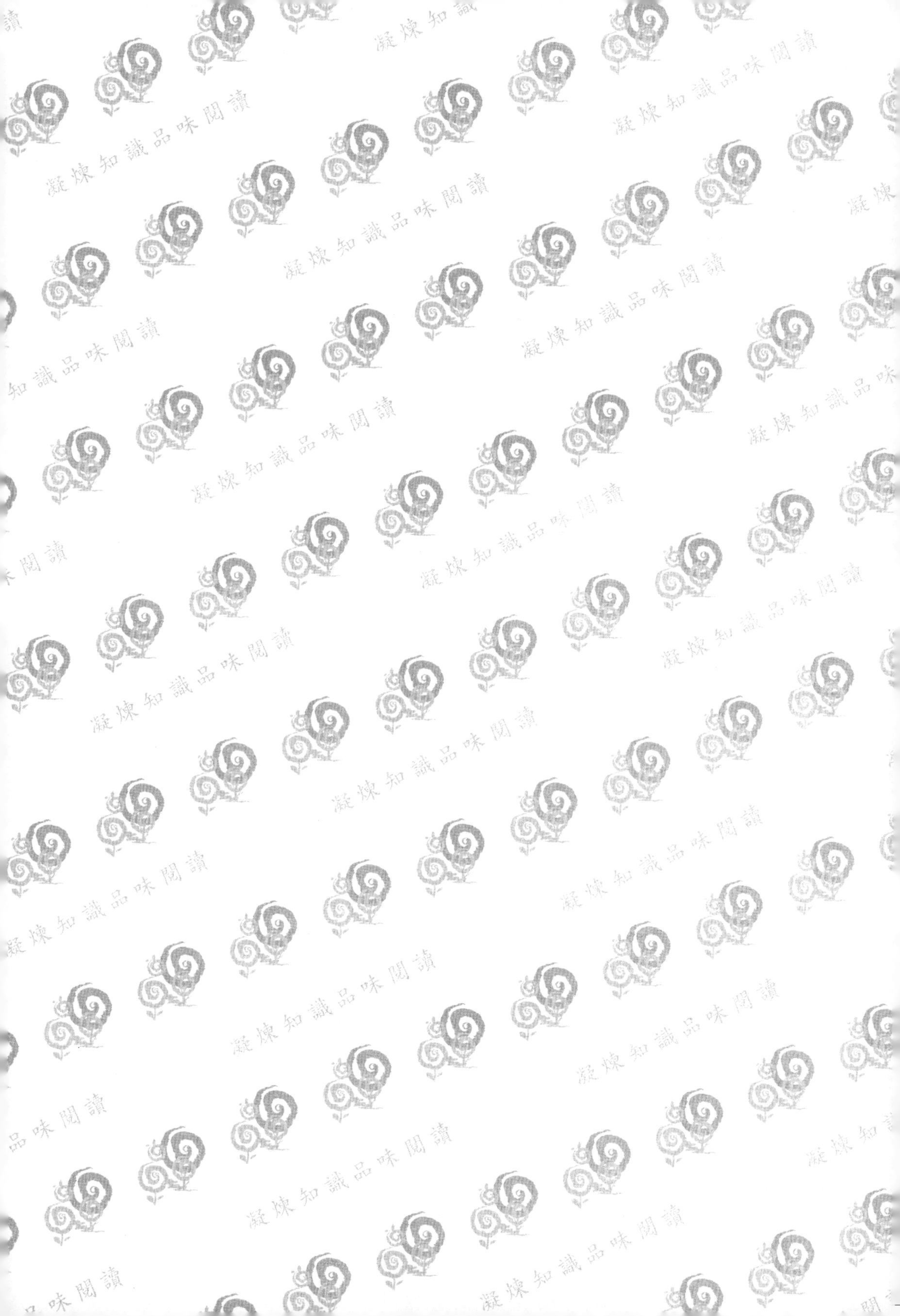

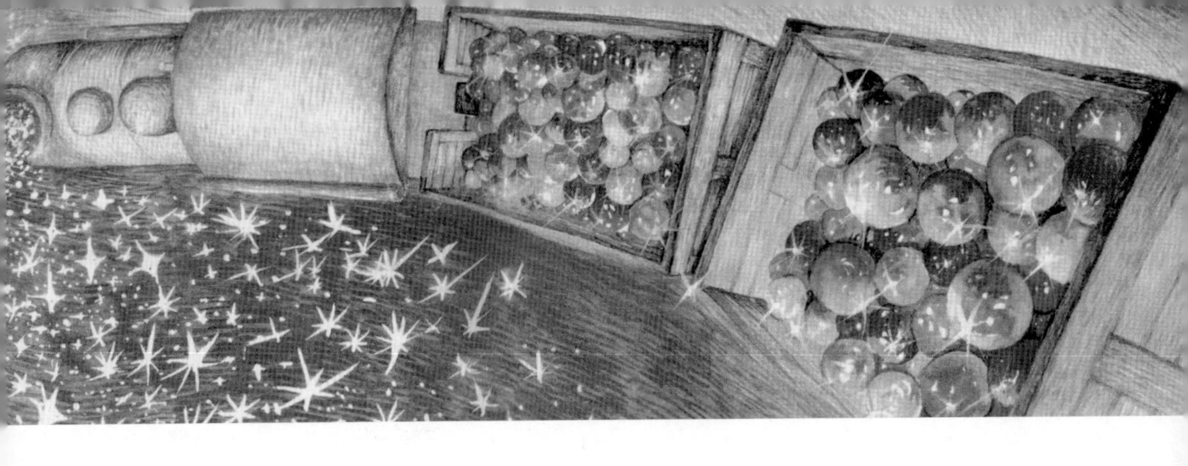

看見繪本的力量

從繪本故事導讀知道孩子在想什麼

張嘉真 著

五南圖書出版公司 印行

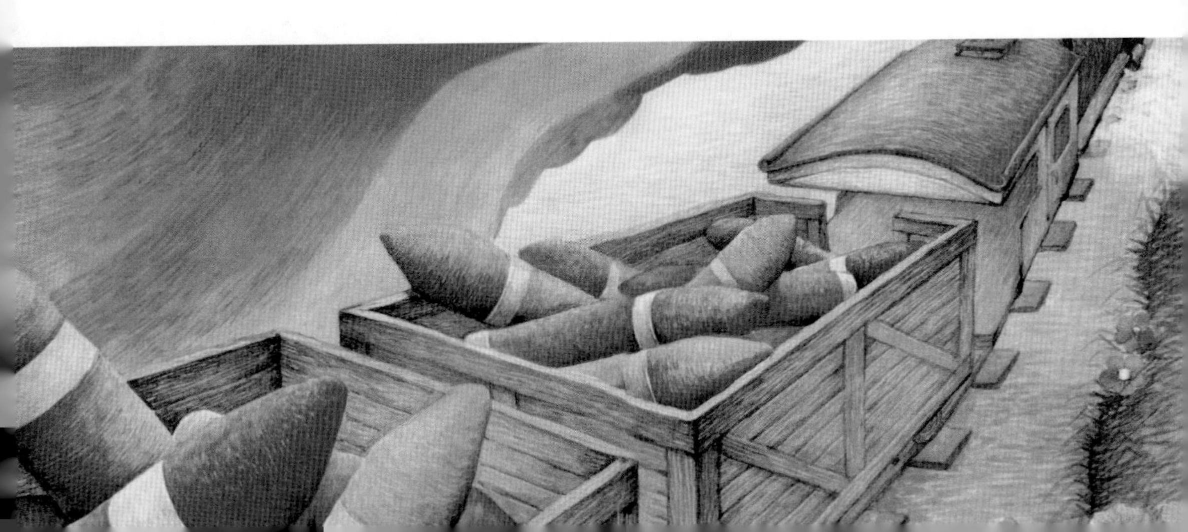

作者序

導讀《看見繪本的力量》

筆者從1999年出版《書蟲讀書會・書蟲啃光我的書》以還，在臺灣與大陸地區皆推動兒童讀書會，同時也將兒童作文學習障礙研究集結成冊，出版了《作文障礙與敘事治療》和《作文教學與說話治療》兩本書，爾後即投入閱讀教育性治療的研究，目的想要知道如何深度導讀一本故事，協助兒童從閱讀識字進化到文字深層意義的理解，在閱讀過程激發作文學習障礙兒童，從文字的思維發展智慧，在閱讀認知與理解到思維組織，啓動大腦擴大聯想的潛能，建構獨立思考系統，使兒童能言而不盡有自我表達的自信心，在閱讀轉化為兒童的文學敘事，發揮藝術性表達治療功能，讓兒童的作文內容，因為多讀有方、多說言之有物、多寫有情意，不再只是我手寫我口的記事，能創作有文學味，讓兒童寫兒童的文學同樣具有可讀性，所以藉由雲端教學「寫作心療」課程，以哈爾濱兒童為對象，進行繪本閱讀與書寫長期研究，所以依循個人做學問之慣例，研究告一個段落即著書與讀者分享：

一、著書動機

為提升國人閱讀素養，推動閱讀教學，辦理故事導讀志工研習，已近三十年之久，故事導讀人才應該思考如何更具專業師資培育，破除故事導讀媽媽或志工，一直覺得說故事是「說」或「讀」簡單的一件事，缺乏導讀專業指導下按照自己的經驗講故事，以複述故事講法為作者在敘事，再不就以自我生活閱歷對故事的理解延伸經驗分享，或以故事的「複述」導讀，因為著名心理學家巴特拉特F. C.（Bartlett）研究人類記憶和複述故事的實驗，發現複述故事者，會主動自行增添或省略不合邏輯，或與人們期望不一致的情節，複述者對故事的態度也會影響文本主題的選擇，由於用自己的經驗理解故事並且說故事，如果不能保證有正確的「理解」，我想……可能會是這樣的結果：

有一天，一個盲人、一個聾子、一個歪脖子，這三個人一起去看戲。戲演完後他們開始交流看戲的體會，盲人說：「今天的戲唱得好聽，不知道演得如何？」聾子說：「今天的戲演得很好，不知道唱得怎麼樣？」歪脖子說：「今天的戲演得好看，唱得也好聽，美中不足的是戲臺搭偏了。」

這個故事告訴我們人經常受限於狹隘的自我，會一廂情願將自身經驗認識的盲點和想法，當作千真萬確的道理；我想……這樣的成人會不會對兒童文學的想像有偏見，就像寓言故事裡不相信螞蟻可以絆倒大象的成人一樣呢？故事這麼說：

小孩好奇在洞旁觀察，成人問：「你在做什麼」，小孩回答：「在聽螞蟻說怎麼樣絆倒大象？」大人聽了笑著說：「螞蟻絆倒大象是白日夢。」小孩回答：「你沒蹲下來聽螞蟻說話，怎麼知道螞蟻沒告訴我想法？你又沒見過螞蟻絆倒大象，你怎麼知道螞蟻絆倒不了大象？」

兒童想像的世界超越現實無所不能，這是人潛在的能力，兒童想像的潛能如果得以啓蒙，並且給予長期性自然發展，不受外力的壓抑，在生活中從物體具像的形體，促發由形象思維經由想像連接學習如何多元思考，產生創造性的想像，兒童會因為想像豐富精神心理樂於閱讀。繪本閱讀的推廣，雖然數年來已經在家庭、社區、學校、圖書館……生根發芽，開花結果，但是繪本閱讀仍有以下幾個問題有待解決：

1. 諸多家長常問及繪本故事圖畫多於文字，對作文有幫助嗎？兒童看太多想像的故事會不會愛幻想，以後會不會不切實際地妄想影響身心健康呢？如何解除家長對想像與幻想疑惑，影響繪本圖畫故事的推動。
2. 繪本很「簡單」，只知道聽故事的對象是兒童，卻不知道作者想對兒童說什麼，無法真的走近兒童的文學世界，只代替兒童讀故事文字不認識兒童心理發展，導讀故事缺乏主題重點，無閱讀教學的目標，故事導讀怎麼樣有深度，兒童的讀書報告才不會只說故事大意呢？
3. 沒有想像力啓蒙的兒童，又長期久遠忽視閱讀報告只有大意，沒有獨立思考表達的訓練，這樣的閱讀不會因為年齡增長有更具縝密思考的語文力，它隱藏著閱讀障礙引發後續語文力低下產生多元智能未開發，在成長過程出現隱性看不見的精神心理危機的可能。身為一位故事導讀者即是閱讀教育的推廣者，故事媽媽、志願到偏鄉從事故事導讀的志工姊姊們，有足夠的專業為家長解惑嗎？

4. 學校語文教育以讀書為核心，繪本可以是語言、文學、人文三者合一，同時提升閱讀素養與人文素養的媒介，語文老師能善用繪本發揮文學陶冶心性淨化人心的作用嗎？

5. 繪本從床邊說故事到學校閱讀課，已深入到心理學的藝術治療，繪本隱喻寫作就能達到治療的效果嗎？有心想應用繪本從事心理教育工作者，知道繪本心理學在說什麼嗎？繪本是人文學，有心理學、語文學、教育學、繪畫、美學，它足以解決親子教養教育及兒童的語文智能、內省智能、社交智能……等發展所需的隱性力量，善於導讀能培育身心健康的好兒童，所以故事導讀應有專業認知與能力培養。

二、問題整合

2012年起，我在雲端為來自大陸自行組織繪本導讀研習的學員授課，他們有高中的語文老師，有推崇繪本隱喻性治療的心理工作者，有大學教師、幼稚園老師，有想加入故事導讀的家長……參與學習者，理由不外乎繪本很美深深被吸引，想知道故事導讀如何解決閱讀障礙、情緒困擾、說故事治療……等等問題。由於授課群體程度殊異，甚而對什麼是繪本無法有知識性的相關認知，呈現似懂非懂的迷茫，雖然這些熱愛繪本導讀者認真求知努力學習，想知道繪本故事導讀怎麼樣解決兒童的問題，卻不知道幼童能看圖說故事，淺顯易懂的繪本，導讀不說故事還能做什麼呢？

為因應國際閱讀素養教育需求，以及藝術人文教育實踐，故事導讀者必須從說故事給兒童聽、故事哄騙兒童「聽話」的觀念，改變對圖畫故事的偏狹認知，提升自我故事的導讀力，不斷自我充實具備閱讀教學基本專業素養；對於說故事用於解決兒童發展的問題，不能每次參加研習活動只有教學經驗分享沒有對讀者心理發展認知，或文學藝術創作心理的認知，更不能不知道如何選擇繪本應用於不同的個案需求繪本故事的選擇，所以我總是思考導讀者繪本教學可能面臨學童自身的問題、家長認知不足無法支持兒童繪本閱讀的問題、導讀者專業不足無法多元領域整合理解不一樣的文本，為因應導讀者的差異性需求，活用文本對問題有改變的可能，筆者試著從書與人的關係、作者與讀者的關係、導讀者在作者與讀者之間的關係，將理論說明淺化，以實務經驗引證，讓學員們能體認故事導讀需要專業知識，具教育性治療的說故事並不容易，卻是協助兒童發展的一股力量。

繪本故事數以萬計，不同作家風格與素材選擇、構思、創意、理念，各有可應用於導讀中針對個案教學目標發揮功能，於此難以羅列各類型繪本故事導讀的方法提供參考。不可否認在將研究深入淺出，想讓不具導讀故事多元領域專業的初學者，有更具專業的認識繪本與深度導讀的概念，同時能導正對想像錯誤認知，真切認識什麼是兒童文學之下，在所使用的文本需要引例說明理論與應用的結果時，提筆寫《看見繪本的力量》雖然整合工作有一點難度，最後決定在多樣化、內容多元層次、語言文字簡單易懂的繪本裡，只在本書體現研究中關於初學導讀者可能面對的問題及所需要認知與應用的一小部分。

三、書寫架構

《看見繪本的力量》沿著「美」的線索，深度探討想像對兒童發展的重要與影響，由此說明如何在故事導讀發展審美教育。審美是心理的活動，由圖畫故事認識兒童發展心理，看！兒童行為背後的心理危機，解構繪本故事的結構，深藏在故事背後非心理學專業所知的理論；目的在於讓初學導讀者認識圖文並茂的繪本，美學的力量遠遠超過視覺的感知。

繪本為兒童的文學，以兒童為本位，兒童年齡與心理發展關係，繪本故事模仿兒童的心理行為，導讀如何對兒童的情意、思想、情緒、溝通表達、適應社會生活做適當干預和輔導，預防偏差行為無法補救的遺憾，由故事導讀進入語文教育和心理教育，做良知良能的啓蒙，這是故事導讀者應有的知識認知，將它作為培養專業故事導讀師資的基石。

繪本故事導讀者的角色除了說故事，如何能活用繪本故事寫作的文藝心理學，一探究竟繪本人文學的面貌，並且從美學、語文學、教育學、心理學的角度理解故事，設計故事導讀教案，為此提供導讀教學實例、模仿繪本故事應用遊戲解決問題的策略、說明兒童讀書會的作法，以及故事導讀不說故事，如何用於個案的教育性治療，期待熱愛繪本想投入故事導讀的新進，學有導讀故事的基礎能繼續精進，自我發展出不同領域善用繪本的能力。

四、心中的讀者

筆者1997年在富春文化公司的支持下，於臺北私立中山小學進行閱讀教學，關於班級讀書會經營研究之後，應中山大學邀請，擔任高屏地區親子讀書會帶領人培訓講師，到晚近這些年為大陸地區故事導讀人才培育，發現喜歡繪本進而從事故事導讀的年輕學子，對於如何啓發兒童閱讀知能一無所悉，來自大學研究所的碩士博士生，所撰寫繪本導讀教學相關研究論文，缺少「人」與「書」的關係探討，提出繪本故事導讀的質量研究報告，顯現應用繪本故事導讀對語文素養與人文素養教育，相關基礎研究能力的不足，這有一個原因是整合理論與實務應用可參考的文獻，有待多方學者專家著書為基礎教育盡一份心，尤其是教育改革對閱讀素養，重視「推理」思考的學習表現，如何由繪本故事寓言的特質，帶領學童從文字圖畫符號線索，由點而線到面層層問題思考，有待故事導讀者對文本創作更深一層的理解。

目前在多所設有兒童文學院系的大學，熱血青年遠走偏鄉為兒童說故事，他們應該有一本可以知道繪本故事的創作者，如何在故事裡藏著啓發同理心、隱喻中所留有可思考的線索，知道兒童為什麼不會自編故事，繪本兒歌、童詩、童話怎麼導讀診斷兒童的語文智能；當導讀面對各式各樣的兒童問題，例如不專心的兒童、愛惡作劇的兒童、不懂交朋友的兒童、有罪惡感的兒童、內向不會玩遊戲的兒童……怎麼樣判斷問題存在的因素，尋找一本可以解決問題的繪本故事模仿應用，這些問題如何解決？我想……告訴讀者《看見繪本的力量》是一本適用於大學院系與兒童教育相關，作為人文基礎教育研究具理論與實務兼備的書，它可以自學應用在閱讀教育的推廣，如果你是有意從事兒童心理教育工作者，想認識兒童、文學、閱讀、書寫、輔導、父母教養與教育對兒童發展的影響，思考如何進行文學敘事教育治療的夥伴，《看見繪本的力量》可以作為故事導讀入門的參考書。

故事導讀屬於閱讀教學的範疇，繪本為閱讀與書寫之間的媒材，它口語化與生活化的情節看似「簡單」，其實它整合人發展精神心靈所需的一切，讀者方方面面的需求分散在不同主題的故事裡，繪本導讀可以不限於對兒童說故事，繪本的讀者更多是關心兒童閱讀能力，還有如何教養有品德的家長，社區繪本館經常為家長辦理教養教育講座，成為母親與兒童一起成長互動的學習園地，繪本故事導讀者不說故事，可以擔任親子教育的顧問，藉由圖畫故事帶領成人讀者走進藝術審美的學習，從閱讀故事認識兒童個案的行為，培養專業又稱職的父母，讓母親做第一位啓蒙孩童語文發展與人文素養的家庭老師，發展兒童健康的身心靈，所以我想……把《看見繪本的力量》獻給所有熱愛繪本的推廣者，以及有心教育的父母。

張嘉真

書於淨璞軒 2017年10月31日

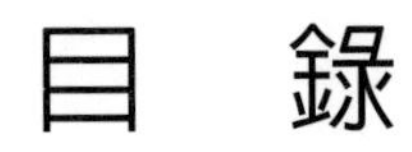
目　錄

上篇

導讀繪本藝術美學

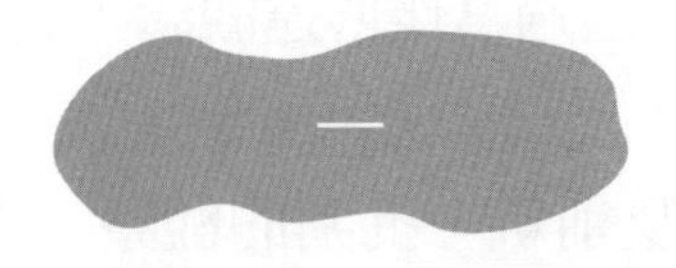

從中西古今說故事

㈠ 素養教育與猶太人家庭閱讀

資訊科技發達，人們生活在大量聲光影像充斥的圖畫世界裡，年輕學子不看書、少寫字，閱讀能力正日漸削弱，不能從字義表象深度理解詞彙的象徵意義，專注在電腦符號，能讀書識字無法書寫表達，無法閱讀文字多元思考，這些現象相對傳統的文盲，被稱爲科技產物下的「現代文盲」，因爲普遍性存在所以人的素養普遍降低。

素養（literacy）是理解並與外界進行溝通的能力，理解文本或從資訊中理解與之溝通都屬素養的範疇。「聯合國教科文組織」、「歐洲聯盟」、「經濟合作與發展組織」等國際組織將「素養」視爲未來課程改革的核心，認爲素養教育可以協助個體獲得健康與優質生活。因應資訊社會個體知識與能力和態度的不足，各國以素養作爲培養人優質社會發展與價值，紛紛提出人所需具備的基本能力，以筆者概括幾個要點：

1. 需要有使用語言、符號、文章、知識、科技資訊等進行溝通表達與分享的能力。

2. 積極傾聽閱讀理解，透過寫作傳達觀念，說清楚使他人了解而交流的能力。
3. 欣賞、表現、審美及創新、批判的觀察、獨立思考主動探索研究，解決問題的能力。
4. 在人際互動上了解自己並發展自我的潛能，與人爲善團隊合作的能力。
5. 培養自信樂觀態度滲透到生活、家庭、社區，有擔負學習責任與自我提升的能力。
6. 賦予道德判斷與社會正義倫理的觀念，培養理解世界及對自己行爲負責的能力。

各國所提及的素養教育都以在閱讀發展語文力、思考力、審美力、社會化行爲態度，如何與他人應用語言資訊交流建立關係……等能力爲指標，尤其是語文力。由於語文力不是只有識字、寫字、讀文字，語文力代表人思考的邏輯層次，表達溝通辯才無礙的特質，能建立良好的人際關係。還有人內在感知於外的審美應用也屬語文力的大領域，因此語文、思考、審美三者息息相關，它們緊密結合構成人的素養表徵。人的素養有高低差異，素養之所以低落，有一大部分是社會文化語言低俗，對事的敘說缺少「言說」意義，長期口沫橫飛、空洞無縝密思考語言，還有一部分是教育文化輕忽閱讀與書寫之間轉化能力的啓蒙，強調「看見什麼」不知道教「怎麼樣看」，這種觀念存在於家庭、學校、故事導讀志工的研習課程中，「看什麼說什麼」，缺乏超越表象感知覺的表達訓練，無法延伸聯結經驗促發更高心智活動。所以當人的生活不能處處覺察與事事思考，不能觀乎人文，言說表達由內而外，豈有素養可言？

我們都知道猶太人很懂得如何賺錢，但是卻很少討論大家都說世界文明發展史上最早消滅文盲的是猶太人，因爲猶太文化傳統歷來重視教育，愛護書籍，看重學識，推崇智慧，學問被視爲非常重要的東西，爲什麼學者們紛紛出人頭地，成爲猶太社會的精英，猶太人的媽媽，如何從小教兒童閱讀思考呢？

猶太人在兒童很小的時候，就必須跟隨長輩學習閱讀文字和書寫，反覆讀重溫民族歷史閱讀經典的書，保持猶太民族精神，猶太媽媽喜歡講故事，並在講故事中穿插問題的提問，激起孩子的好奇心，應用提問、思考，從討論鍛練孩子的溝通語文表達力。猶太人把僅有知識而缺乏才幹的人比喻爲「背著很多書本的驢子」。由此可見讀很多書不能思考應用，讀「書」是沒有意義且徒勞無功的。

閱讀不是學習如何模仿，要創新就必須以思考爲基礎，創新則由提出懷疑和尋求答案來完成。如何促進兒童閱讀思考？以複述或問答，協助兒童從回憶過去的舊經驗與新知識相連結，對所學有初步概念後再引導作經驗的延伸，引發參與閱讀中表達動機，集中注意力，並且由閱讀發展高層次的獨立思考能力，或從母親的「說」故事，進行專注傾「聽」接受理解性思考的教育，可以提升從文字或圖像符號的思辨發展言說組織結構的邏輯能力。這是爲什麼文藝復興時期，猶太人幾乎消滅了文盲，基本做到了「人人能閱讀，人人都有文化」的地步。所以今日我們教育改革同樣重視「推理」、「提問」，目的都在於激發閱讀的思考力，而這個能力是教與學需要共同努力的目標。

㈡ 中西思考教育與寓言故事發展

思考教育在更早孔子曾說：「君子有九思：視思明，聽思聰，色思溫，貌思恭，言思忠，事思敬，疑思問，忿思難，見得思義。」這段話的原文本義是說：「看事物要力求分明；聽人言語要力求聽得清楚；神色要力求溫和；說話務必忠實；做事務必謹慎敬重；有了疑惑要問清楚；憤怒時要想到事後的禍害；見了財利要想自己應不應該取得。」這九思是生活上待人處事用心思慮的思，是通過對自己行爲「反思」培養出一種良好的行爲習慣，這種對生活做思考的能力，中外教育廣泛應用寓言故事啓蒙。

從西元五世紀開始在雅典，伊索寓言是兒童故事的主要來源，低年級從伊索寓言學習民間智慧，中高年級利用它學習修辭，十六世紀義大利人文主義者阿爾恰托律師將畫與故事結合著《寓意畫》，十七世紀寓意畫盛行西歐各國。德國格林兄弟從1812年到1815年，發表《兒童與家庭故事集》童話和寓言共一百一十多篇，供兒童與有關的成人閱讀。歐洲各國競相模仿，俄國大文豪列夫・托爾斯泰在1872年搜集印度、歐洲各地、俄羅斯等民間及童話故事八十九則，經過修改編成《啓蒙課本》或《新啓蒙課本》與《俄羅斯讀物》，爾後著名教育家如捷克的夸美紐斯、瑞士的斐斯塔洛齊、俄國的烏申斯基等，都將寓言應用在教育方面。

中國應用寓言於教育的時間比較晚，西漢末年學者劉向編的《說苑》及《新序》六百則勸誡爲善，遵守道德的兩本書算是寓言用於教育的雛形，後續元代虞韶也編《小學日記切要故事》算是注意到寓言故事的教育性，在十九世紀末期創辦新式學堂開始學習歐洲教育，1900年江南書局印行《中西異聞益智錄》也是取材自伊索寓言，在五四運動以後學校教育重視寓言故事的啓蒙，在語文教材中編入中西方的寓言故事。

寓言是故事的體裁之一，伊索寓言屬於篇幅短小、情節非現實性具暗示道理的故事，長期發展之後寓言故事的作品也有以散文、詩歌、故事，表達一個道德觀念或崇高的眞理，故事體的寫作通常以象徵手法，在虛實間用人與物或動物與動物之間的互動，敘說生活與自然界中的百態。故事的美在西方十六世紀文藝復興時期，社會轉向崇尚個人的價值的時候，因爲重視「人」素養的啓蒙，重視藝術與人文發展的關係，對於文學藝術作品要求必須爲閱讀者所理解之外，語言力求高雅、豐富、有意義，由語言表達內容到生活形式態度，延伸到人與人之間的關係都儒雅化，人的素養也要求要高貴化，希望人的各方面能和諧發展。這個發展個體思想風潮，隨即帶動西方教育學、美學、語言學、形而上的精神心理學做改變，而且特別重視藝術對人知識、情感、意識的影響。

於是在當時的上流社會開始有了家庭共同閱讀的風氣，有知識有財富的人聚在一起高談闊論，談藝術、文學、音樂、時尚、學術，辯論各類的問題，將文化和社交意識密不可分地交融在一起。這在當時就稱爲藝術沙龍或文學沙龍的活動，有錢有才華的人士可以在富麗堂皇的宮殿辦沙龍，貧民百性的家庭與親戚朋友，可以在家庭以共同閱讀方式，聚在一起朗讀或心得分享。在此同時爲因應一般家庭閱讀文本的需求，第一個西方童話故事作家，法國的裴洛（Chgrles Perrault, 1628-1703）於1697年，出版《睡美人》、《小紅帽》、《藍鬍子》、《靴子裡的波斯貓》、《灰姑娘》、《拇指湯姆》等童話故事集，緊隨於後的格林兄弟童話及安徒生童話也出版了。西方從十六到十八世紀形成的「家庭閱讀」，逐漸成爲一種家庭生活及家庭教育的體制，母親必須經常讀故事給子女聽，童話故事拜當時家庭閱讀風氣所賜開啓市場，得以發展成爲床邊說故事。

到二十世紀末期，西方床邊說故事這股風潮，悄然地吹向臺灣，隨著親子教育的重視，以及西方印刷精美的繪本大量輸入，譯本故事情節生動化，臺灣的床邊說故事經由學校、社區、圖書館積極推廣，三十年間培訓無數說故事媽媽或說故事姊姊，發展出快樂閱讀遊戲化的說故事形態，走向手工書創作或心理劇演出的模式，故事導讀創意十足，活動設計跨領域應用，有音樂律動式說故事、戲劇編導說故事、體驗式繪畫意象表達說故事……等等，使處於邊陲位置的兒童文學因爲繪本，有向前躍進被重視、被認識的機會。繪本也從圖畫閒書的認知，更進一步被覺察到繪本閱讀間接擴充兒童生活經驗及知識。精神心理學更進一步認識繪本內容的多元層次與多樣形式，可以滿足不同年齡層閱讀心理需求，繪本藝術成爲表達性治療的媒介。繪本應用已經走出西方床邊說故事，存留於家庭親子間互動的形態，創造一片蓬勃發展的繪本市場。

二十一世紀處於知識經濟高競爭的國際世代，爲升學而讀的觀念已經落伍了，有更多人自我培養成爲通識的競爭者，他們懂得「儲蓄是致富的起點，眞正有錢的人不是擁有千萬億萬現金的人，而是從小就懂得從不同的學科找到相互的關聯，如果從小能養成閱讀習慣，年過半百，還孜孜不倦在讀書儲蓄知識，一生都在接受教育的人，可以用知識創業，可以創造屬於自己的人生」。尤其在網路世代容易取得生活學習的相關資訊，人人可隨時隨地閱讀，但是如果僅是流覽式閱讀或欣賞式閱讀，不能將眼睛所見的訊息經神經傳送至大腦，進行聯繫做基本理解並做記憶的儲存，大腦只是一個堆疊資料的記憶體，無法在新訊息存取時進行分析、鑑賞、批評，由此再生產轉化成有意義可與他人溝通交流，在閱讀書寫中表達有深度的見解；久而久之，只讓視知覺、聽知覺處在高度聲音影像刺激下麻木了，人的言談會空洞化、思考單一化。

㈢ 繪本閱讀與書寫之間的疑惑

我們經常聽見家長及參與導讀培訓學員疑惑地問：

1. 什麼是繪本？如何應用繪本？繪本圖畫多於文字，語言口語化淺顯易懂，因爲喜愛繪本的美而購買，家裡繪本只是床邊「說」故事，一次性地使用之後就束之高閣，「說」也就只是讀文字給不識字的幼童聽，不知道繪本還能說什麼？
2. 家長故事導讀，對應用繪本指導兒童閱讀是沒有概念的，很難從圖畫與故事所傳遞的訊息，找到適合兒童理解繪本主題導讀的一種方式，找到了解兒童心理世界的通道，協助兒童找到情緒的宣泄點。
3. 兒童看很多繪本，作文寫閱讀報告只說故事大意之後，不知道如何應用淺顯的繪本延伸閱讀，引導有創意思考性的表達。
4. 繪本有很多虛幻的想像，擔心對兒童的心理會不會產生不良影響，可是寫作時又發現想像力不夠，寫不出生動句子，如何從閱讀繪本引導寫作呢？
5. 孩子不喜歡閱讀，翻書很快就說「我看很多本書」，對於這樣的兒童要如何應用繪本，引導專心聽故事有深度閱讀能力。
6. 繪本圖畫多於文字，孩子能看圖說故事，學齡以後是不是因爲閱讀詞彙少，影響作文的表達，因爲「它是小娃看的書」，繪本對學齡中高年級兒童會不會太幼稚了？

7.繪本用故事做教育性的表達治療，可以協助兒童語文發展之外，繪本對行爲輔導的作用機轉是什麼？只知道它具暗示性質卻不知如何用於心理輔導。暗示的情節不多如何進行問題討論呢？

這些問題不是單一如何導讀繪本可以改變人發展的現象，因爲有一部分涉及閱讀書寫能力的應用，還有一部分屬於文本創作與閱讀心理關係的問題。對於幼童時期床邊說故事，只能聽到母親讀出文字的聲音，學齡後的閱讀爲考試而讀，重視文字分析理解與記憶，不曾在提問中促發語言思考語言的能力，想參與故事導讀工作的初學者而言，有時是很難回答的。研習繪本的導讀者，知道繪本很美，美得讓人愛不釋手，卻不知道繪本如何使故事生動化創造美的吸引力，這個問題作爲欣賞閱讀者，可以不用知道繪本創作歷程，但是身爲故事導讀者，卻不能只爲不識字的幼童「說」故事，而不知道如何引導看見繪本圖畫故事的美。繪本的美在視覺可見聽覺可感之外，還有許多讀者未曾發現的美。

發現美是一個複雜的心理活動過程，人如何經由閱讀看見美沒有一定的途徑，但是導讀者角色的工作，即是在拉近作者與讀者之間的距離，搭起溝通對話的心橋。爲使建立深度繪本故事導讀力，對「人」發展相關的大腦及心理還有審美學習方法能有所涉獵是必要的。但是對於從事繪本說故事導讀者，能說出繪本特質與價值嗎？故事導讀在「說」與「聽」的基礎上，有很多用心的導讀者能「玩」出繪本創意，以遊戲化心理劇演故事之外，對一位初試導讀者如何看見繪本的力量提升自我專業素養，進而提升學童的閱讀素養呢？首先要對兒童文學繪本特色略知梗概，並由此展開人與書的關係探索。

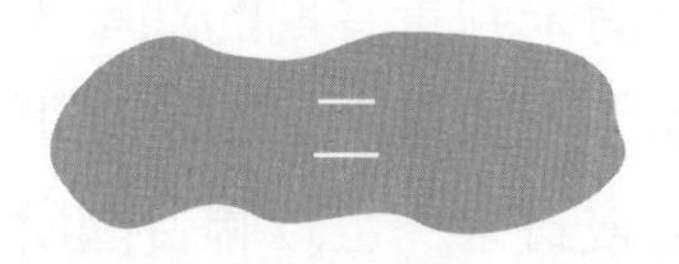

二

兒童文學繪本特色

㈠ 兒童文學範疇與讀者

胡適先生在〈什麼是文學〉當中說：「語言文字都是達意表情的工具，達意達的好、表情表的妙，便是文學。」接著他又說：從文學的表達技巧，說明文學的二個要件，第一要明白清楚，第二要有力能動人，第三要美。簡潔有力的美是文學。成中英先生，在《中外文學》四卷一期，從〈哲學看文學〉談論文學定義也說：第一義要以感興的方式，表現人對自然生命與宇宙現象的反應和觀賞。第二義是作者由人生社會而引起感興，因而創作文學作品。第三義說文學對人類精神世界的探索，暴露人類內心生活的眞相。綜觀以上所概述的要義，凡是不離人的生活及語言，從生活及大自然取材，用語言文字表達生活所見所聞，以有力且美妙的語言表達思想與情感可供學習社會生活就是文學。

兒童文學不但具備胡適先生與成中英先生對文學所定義的條件，而且在文學藝術創作過程比古典文學及成人的現代文學，更以人爲本實踐人文主義的教育性。文學作品內容可以依閱讀年齡的不同，給予適其發展心理與學習需要做多元的選擇，於是在談兒童文學的第一步即應先認識：什麼是兒童？未成年的孩子叫兒童，兒童也叫小童，指一歲幼童尚未到青春期的幼年人，依各地法定年齡不同有些微的差距，大陸以六歲以上十四歲以下爲兒童。臺灣福利法以未滿十二歲兒童爲保護對象，也以聯合國所界定的十八歲以下稱兒童。兒童涵蓋幼稚園、小學、中學青少年。

爲什麼要界定兒童的年齡呢？因爲要重新認識兒童不是小孩的代名詞，兒童有年齡發展的意義，隨年齡不同階段生理與心理會有生長改變的特徵，教養教育以兒童爲本位，應該思考兒童的生命、人性、人格，如何發展使個人與群體能和諧，人類精神生活能得到滿足。兒童文學通過藝術強烈的感染性吸引閱讀，創造了另類的藝術美，它有使兒童能了解不同的生活文化、開拓感知覺、培養包容與欣賞的胸懷，讓讀者聽到、看到、感受到藝術背後的人文精神，領悟延伸出自己的思想與情感，提升精神生活的境界，對人生各方面的成長有滋養的目的。

兒童文學不包括書報、雜誌、期刊，或參考應用的書籍，自然科學與社會科學一類的內容，以及傳達各類知識如科學、數學、交通工具……可直接學習的讀本。兒童的文學包括兒童自行創作，或成人爲兒童創作的兒歌、童詩、童話、散文，能體現審美經驗與審美趣味具間接性人文學習的作品。兒童文學爲方便研究，曾經依閱讀年齡分類三至六歲爲幼兒文學，六至十二歲爲兒童文學，十二歲到十八歲爲少年文學。從整體消費市場看兒童的文學與閱讀年齡的關係，童詩、童話、生活故事類的作品，偏向幼兒到學齡約小學中年級的學童爲多，小學中高年級以上學童，偏愛優美的散文以及生活小說或具生命哲思的詩歌。就學習分類而言，兒童的文學提供社會認知、生活體驗、審美體驗、認識自我，符合兒童閱讀經驗能間接從故事中感受自己的生活與想法，理解兒童心理發展創作故事，其中以圖畫結合文學創作的繪本，雖然以兒童視角與生活及情感發展爲創作素材，但是相對也在描述兒童成長與環境，或與父母教養教育相關，產生性格特質的關係。

㈡ 繪本藝術美學特色

繪本以兒童爲主角，讀者未必都是幼兒或兒童，有更多不同領域專業的成人，應用它的藝術美學特質進行精神心理治療或語文力啓蒙。繪本藝術美學基本上包括以下特色：

1. 尊重兒童個體發展，能在故事中表現出兒童生活的舊經驗，使兒童在閱讀時，讓「我」對事對人的思想，擁有個人主觀性自由詮釋表達見地，自由與自在的思考空間。
2. 從創作與閱讀心理關係探索，隨其題材性質的不同，有多重學習的教育目標，語言淺顯，語法準確，意象有味的特徵，含蓄委婉的情感隱喻在情節中，能啓發兒童形象思維與想像力的創造。
3. 生活即教育陪伴兒童成長，提供兒童間接生活模仿使從中學習發現問題、演繹思考問題、解決問題的方法，藉美學的創作，讓讀者不自覺在閱讀中自得其樂，學習獨立思考，建立人生態度，認識自我，自我成長，提升精神心靈境界，在美好的想像裡使生活充滿詩意，使心理得到健康。
4. 創作技巧應用，在語言文字裡是客觀世界的再現，現象意義先於語言文字，淺易的語文有邏輯結構形式，在邏輯裡通過隱喻而外化人的內在心靈，讀者可以在語言裡對自我的意識反思，從自我對語言的詮釋解脫出來。
5. 以兒童生活爲主軸，藉由想像虛構模仿現實，發揮無形的心理教育作用，想像的浪漫，隱藏啓發理性思考的智慧。繪本藝術精神須超越功利，讓讀者有發自內心的喜悅，自然成爲協助兒童心理發展的工具。

6. 作品經由導讀可以提升兒童的感知覺，激發推理、聯想、想像等創意思考能力，亦可由感受創作使有快樂學習，想像閱讀藝術豐富生活及充實貧乏的心靈，延伸發展表達個人情感、思想、經驗的獨特性。
7. 具藝術手法創作，不徒具形式，透過藝術的元素，關心兒童的生活與生命，重視從道德與精神心靈培養出謙遜、舉止有禮、行爲端莊的完美兒童，讓不同年齡讀者理解無可言喻的心理或情感。
8. 故事在文藝復興時期推展開時，文藝理論即肯定文學藝術能淨化人心，認爲文學藝術像一面鏡子，從模仿人的行動以及心理的活動或自然的一切事物，進而擴大到生活的各個層面，以想像虛構的意象表徵道德，使在娛樂中教化人心，這種模仿現實並以形式美融合善的內容創作可以讓人找到眞理。繪本應用想像爲藝術創作的元素，想像是審美、理解、同理心、自我超越能創意思考的基礎，想像只是繪本藝術創作元素之一，它能活化靜態文字產生閱讀趣味，即便是寫實生活故事的作品，想像可以作爲移情之用，描寫人心理感受有含蓄美。
9. 創作不偏離藝術價値的核心，素材源自生活、融於生活，生活文化是故事創作靈感的泉源，表現生活的藝術素材可以是語文的，也可以是非語文的圖畫，繪本掌握以生活爲中心建立人我之間與環境和諧的發展，讀者經由藝術審美可以發展人多元的想像力，融入個人的經驗與情感體驗。當閱讀與自我生活環境的人事物類似的故事，或在與他人談論經閱讀感官知覺的情感時，能由與他人分享源自生活的思想，從中獲得知識建立價值觀，領會經驗了解世界，自我內省並覺察個人與環境的關係，發展人健康的心理。所以人們說：「藝術本身就是治療。」

㈢ 藝術就是治療的實證

我想……以《我不想長大》（如圖2-1）為例，義大利插畫家，朱里安諾（Giuliano Ferri），黑圓圓的小蚪，快樂搖著小尾巴前進，因為長出四條腿，不喜歡跟其他夥伴不一樣出現情緒困擾，朋友越是告訴他長出四條腿的好處，越覺得沒人理解他而感到孤單。它是敘述成長改變讓兒童心理焦慮的故事。故事以蛇的出現使情節轉化，蛇以自己沒有腿能快速移動，否定腿的功能，而故事主角小蝌，卻不這麼認為的說：「我希望我的尾巴長回來！」小蚪說：「沒有尾巴，我根本遊不快，你能幫我嗎？」蝌蚪要多久能變成青蛙呢？雖然依照時間、環境、食物量……等不同有所不同，一般在食物量充足，溫度二十五度的環境，蝌蚪變青蛙約一個月到四十天，這個時間對蝌蚪而言，有「尾巴」成為「習慣」，因為不習慣否定自己的潛能。在讀者的眼裡蝌蚪長出後腳再長出前腳，這是青蛙成長過程極自然的事。但是社會心理學認為人隨著年齡的成長，偏好熟悉的東西，而不喜歡新穎性的東西，「習慣」讓人只會關注自己曾經擁有的，以及自己生活周

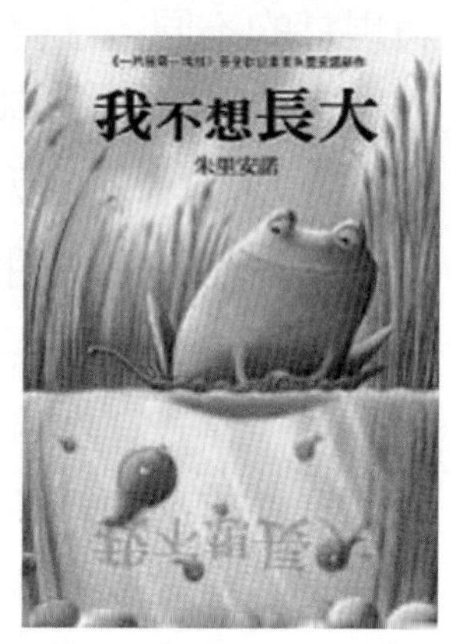

圖2-1 義大利插畫家，朱里安諾（Giuliano Ferri），《我不想長大》

遭的事物，簡單默認群體的現象和模仿，模仿產生保守的力量害怕改變，這是故事隱藏人性的心理，這個心理不是兒童需要懂的，卻是想以繪本故事作爲心理治療工作者可以探討的。

《我不想長大》它不是無中生有的想像，而是蝌蚪眞實自然的生命歷程以故事方式做認知教學，符合兒童六到八歲，能分辨想像與現實的不同，懂得生活各種法則，喜歡從身邊的事物想像創作，因此所有的小朋友都能從看見蛇深深的大嘴巴，聯想危險就在身邊，以及從一個「反射動作」明白因改變是成長必要的過程，改變是成長自然的事不用害怕。這本書以一個淺顯易懂的故事提供生活情境，在故事反映現實兒童存在的心理狀態。其實幼童在出生一到六個月，自身在與環境聯結後就會產生情緒的分化，十個月之後在任何事件的情境裡會覺知愉快或憤怒還是恐懼等情緒，並且與過去的情緒經驗做聯結比較，學會認識情緒。繪本就是應用圖畫讓幼童感知人表情反映喜、怒、哀、樂、恐懼、痛苦、厭惡、驚奇等情緒做自然的學習。

《我不想長大》是一個虛擬的故事，其實現實生活中有許多兒童也會說「我不想長大」。哈爾濱有一位兒童，小學畢業即將入學初中之前的暑假，媽媽不斷告訴他：「你長大了，將要讀初中，學習可不比小學輕鬆，以後渡假也要減少。」他從此悶悶不樂，有一天脫口而出「我不想長大」後忍不住哭了，媽媽不知所措。這個眞實的故事乃因爲家長不斷對當地學校的教學妖魔化，讓學童對進入新學校產生不知如何面對未來環境，心生恐懼與壓力的反應。雖然與《我不想長大》的故事略有不同，但是繪本故事可以作爲解釋與感受蝌蚪的情緒，溝通情緒的媒介，陪他分析爲什麼不想長大的想法，領悟不想長大是自己一直生活在幸福快樂的家庭，想到未來的壓力感到害怕，還是習慣一種生活，或習慣學習模式而不想改變。當認識自我情緒時也自然調整害怕面對成長的壓力。兒童成長過程有很多情緒都事出有因，反應在行爲上卻說不清楚、講不明白讓人覺得莫名其妙。繪本就像理解兒童心理的陪伴者，默默無語等你隨時需要的召喚；它保有一份赤子之心，能用兒童的視覺看萬物的變化，將兒童心中感知的理性與感性，巧妙融合在文學的藝術裡，隨著生活的觀察結合藝術象徵的圖畫想像進行心靈溝通，情緒自然得以舒緩。

㈣ 故事美學與兒童心理發展

說故事用於心理學領域，心理學家皮亞傑算是第一人。皮亞傑認爲兒童八歲以前，對角色的好壞是從行爲做判斷而不是動機去理解，這是兒童主觀對道德的判斷，較大的兒童會以客觀的動機做判斷，因此他跟兒童說故事，要求兒童做角色道德的判斷。道德判斷也就是對道德行爲的推理思考，它可以應用故事的視覺做右腦思考，應用發問設計啓發推理問題，向兒童提問合乎經驗的主題，要求自由聯想出與之相關事項後去蕪存菁，再比較異同後總結出因果關係，並以事證舉例說明，兒童將可以在活用事理中認識並評價道德的好壞。繪本故事不全是教道德的教材，繪本是人文主義，從人本身認識人，人的心理也會因爲追求不同的價值出現不同的變化，人心的種種變化和價值追求都是繪本故事寫作素材。一般讀者閱讀繪本通常只知道故事在說什麼，或是故事能教會兒童哪些爲人處事的道德規範，培養好品格的兒童，比較少深度探討故事的價值對兒童的影響，或者教兒童如何從閱讀繪本故事做價值的思考判斷。

什麼是價值？事物存在產生的作用和意義能滿足人的需求就有價值。人不斷提高生活促進文化發展，既有物質需求也要得到精神的滿足，滿足精神所需的價值，是抽象感知的價值，例如追求眞、善、美，快樂、是非、正義，它也是人性本有的價值；其他的價值還有通過感知經驗釋放出喜、怒、哀、樂，這是情感的價值，而有一定的意識指導人如何生活，判別什麼是有意義的行爲，有其一定的標準與規範，這種價值是信念是理想。

這些價值摸不著、感受得到，在人與人建立關係時它存在著，人可以依自我的喜好選擇反映個人的思想與態度；價值是奧妙的觀念看似難以言說，實質的精神內涵也似乎難以領悟，繪本用各式各樣的繪畫與文學創作手法，以美學間接帶領兒童認識生活中「人」追求的價值，並且教導這些價值如何能自我實踐。

美學在體制教育裡一直沒有眞正地落實，每個人都有欣賞美的感官知覺，卻不是每個人都能言語說明什麼是美；但是要成爲專業圖畫故事的導讀者，不能不知道「美」縱向貫穿文學與繪畫藝術的技巧，橫向連線「人」發展所需生活的、知識的、經驗的、情感的、心理的、精神的方方面面，看不見「美」的一種無形力量，繪本導讀將無法跳脫故事大意，更深入以不同層次的結構。但是繪本美學依創作風格的不同有很多特徵，無法統一歸納出必然的定律，以及繪本審美的標準，我們只能想一想：繪本創作努力吸引兒童的目光，兒童又是如何接受繪本美學的刺激，自然而然感受繪本美學的呢？

人在嬰兒出生以後，眼、耳、鼻、舌、身，經外在刺激能產生知覺，在訊息傳入大腦神經系統的潛意識時，只要能跟記憶中的事物產生聯結，就能因爲聯想創造出無數的新想法，大腦的記憶經由認知、歸納、演繹、分析、判斷、推理、想像，可以進行創造性多重組合的聯想。兒童閱讀圖畫故事時也因為聯想，由物體形象感知促發感性思維；繪本就以極其小篇幅語言文字的故事內容，聚集豐富而有意義且多變的訊息，在故事情境相互交融中抒發情感，使讀者產生心理的快感就會覺得這本書很美。更由於繪本在藝術創造超越世俗的功利，以兒童生活為主軸，藉由想像虛構模仿現實，繪本故事想像的浪漫隱藏啓發理性思考的智慧，讓兒童從模仿中發現問題、演繹思考問題、解決問題的方法，有認知知識與求眞知的價值，繪本故事藝術精神讓讀者有發自內心的喜悅，能掌握故事創作與閱讀心理關係，自然協助兒童認識生活「價值」的意義，所以兒童得以從圖畫故事美學閱讀，經由視知覺與聽知覺自然接受繪本的美，這個例證走進繪本圖畫故事再進一步說明就可以明白。

㈤ 繪本藝術美學應用

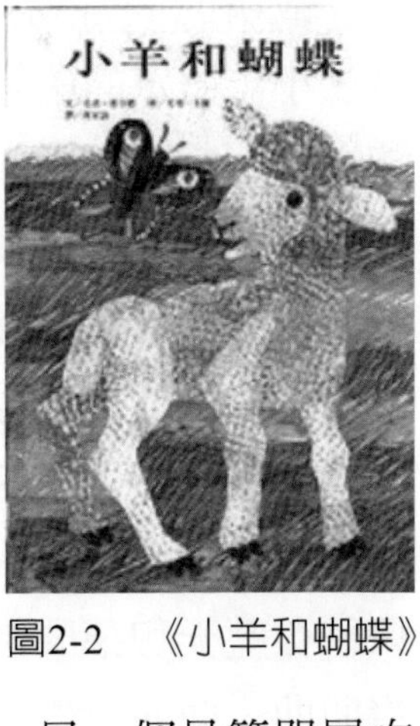

我想……《小羊和蝴蝶》（如圖2-2）的美是一種藝術美學，它必須符合兒童閱讀的心理需求，以及藝術審美的創作心理。《小羊和蝴蝶》艾諾·桑卡德，以藝術形式滲透，有時讀起來像詩意般散文的美，有時像可以歌唱又可以舞動身體的兒童劇，它融合聲音和視覺形象藝術的美，以活潑具親和力的方式打動讀者心靈。它還具有吸引「聽」故事不可少的元素：一個是生動悅耳流暢的語言文字，能組合有音樂節奏般的聲情；另一個是簡單層次

圖2-2　《小羊和蝴蝶》

變化有耐人尋味的情節內容，用它來說明繪本藝術美創作原則，同時可以理解繪本圖文與兒童閱讀心理關係。

《小羊和蝴蝶》以昆蟲蝴蝶與動物小羊為主角，在大自然的生活作為文學藝術創作素材，描寫小羊與蝴蝶在大草原上相遇，小羊就像六到七歲的兒童在生活中學習，以直覺經驗認識周圍的事物，凡事充滿興趣並急切想知道為什麼，表現這年歲兒童的特色，開始發展對別人的專注與了解，對於環境特殊的現象能集中注意力去觀察，於是故事就以小羊問、蝴蝶回答的對話方式呈現。

文學創作以對話帶出情節的轉折、思想與情感、思維結構與對事理的見解、身處環境對性格的影響、處事態度有的拘謹有的開放，有的服從守紀律、有的天寬地闊任我遨遊。例如：小羊告訴蝴蝶：「我們小羊走路都不咱答咱答。我們走路是一直線的，一隻跟著一隻走。」蝴蝶對小羊說：「我不跟著別人走。我想往哪兒走就往哪兒走。現在，我要飛出這片大草原。」

故事的問答對話極其簡單，卻也顯露蝴蝶不受拘束率性的氣質，小羊服眾的嚴謹性格，以及小羊和蝴蝶的情感與思想。《小羊和蝴蝶》創作思考如何運用文學藝術美學原理，將極為平凡的生活知識，寫成兒童可以理解的故事，在淺顯的語言對話裡，讓讀者在閱讀過程聯繫生活經驗，以及發展個人的情感體驗認知，將不同的情緒用景色襯托或用語言對話流露。故事也在大自然風雨中設計離散情緒，體驗生命的脆弱，卻又在危機中出現陽光，暖和了蝴蝶被暴風雨淋濕的翅膀，使兒童感受生命轉化的契機。故事結局的畫面只留存藍天和朵朵白雲，白雲裡只有「飛起來左彎彎，右彎彎，彎彎曲曲，曲曲彎彎，很快地飛上了天空……」，那即將不見了的蝴蝶，以最優美的姿態飛向南方去過冬，展現生存意志的力量，小羊知道蝴蝶不能留下來的理由，也不再「踢踢踏踏地追著蝴蝶跑」。這樣的繪本故事能吸引閱讀，創作上把握哪些技巧？又掌握哪些兒童閱讀心理呢？

1. 形象思維美學

兒童四歲開始發展形象視覺，直到十二歲以前都是視覺發展黃金期，發展視知覺是培養兒童敏銳覺察能力的開始。幼兒觀察力的發展最初並不能進行有組織、有目的性觀察，常受到無關事物的干擾，觀察容易轉移注意力，只能把視覺停留於表面明顯而面積大、輪廓清晰的畫面上。《小羊和蝴蝶》，圖畫創作的艾瑞・卡爾，了解幼兒視知覺看畫的特性，總是將重要的主要物象置於畫面中央並以「大」突顯，因此這本故事也將主題圖畫中的小羊和蝴蝶，以鮮明輪廓和鮮豔色彩表達兒童的心，藉蝴蝶不斷飛翔移動空間，飛到一朵蒲公英上、飛到一朵南國薊上、飛到一朵罌粟花上、飛到一朵向日葵上，讓兒童在每一頁的圖畫，辨識不同花朵的形狀。爲什麼這樣畫圖呢？因爲幼兒從閱讀做觀察，通常以直覺或稱爲直觀的方法，不經過太多的思考快速出現一種想法或感覺，在自己所偏好的事，或在曾有的舊經驗重新出現時，藉右腦的想像記憶整理舊有混亂不清的知覺後，以初淺的概念組合看過聽過的經驗，展現具有看見想像的能力。因此幼童最初的觀察能力，從個別對象慢慢認識空間的聯繫，以及因果的關係，再認知對象總體，所以這時期的兒童看圖會停留物體表象不能超越做抽象思考。

但是這時期的兒童如果能被引導，在眞實與虛幻之間的繪本做藝術學習，由閱讀當下可以很快隨著圖畫形體轉化做形象思維，促發探索世界的好奇心，使視覺感知發展不會遲緩。對環境中某些事物特徵有專注觀察的能力，能從相似的物體上找到相異或相同之處，進而能同類歸納思考發揮聯想進行創造性思考，並且能將眼前所看事物，從存放於短期記憶的資訊，向長期記憶去過渡。經過有意地注意培養兒童有良好的視知覺能力發展，能使大腦皮質各神經得以整合，當大腦能活化聯結舊經驗與新知識的時候，閱讀理解與記憶的能力也就得以增強，這樣也就日漸能從具體形象超越到眼前看不見的形體做抽象思考。

爲協助兒童閱讀理解的自我超越，繪本圖畫以形象美學提供兒童發展視知覺，包括物體移動的視知覺、發展空間的視知覺、色彩辨識的視知覺，還有視知覺記憶與視知覺推理能力。一個經常能從圖畫刺激接受指導學習如何覺察，不斷被要求有意地注意，有系統進行訓練培養有定力觀察事物的兒童，繪本閱讀時不會只知道「看」畫，而不知道能從畫「看見」什麼，因爲兒童長期接觸美的有意注意訓練下，已經能注意到隱蔽細緻的特徵，注意事物輪廓的差異，物與物之間的關聯，能進入故事情感做想像產生新的概念，比較能發現事理的本質，以及典型卻不顯著的特徵，同時在閱讀轉爲寫作的語文應用上，不會僅憑概念的直觀，話說得沒有思想而內容空洞。因爲兒童在閱讀圖畫故事時，已經能從視知覺的觀察，提升到覺察而發現生活的意義，同時逐漸因自覺而獨立自主思考，將有意注意的觀察，從外物表現深化爲內在心理活動的覺知，所以閱讀繪本圖畫如果能導讀使之進行圖畫的形象思維，學童感知覺會更敏銳。

2. **聲情語感美學**

《小羊和蝴蝶》故事整體結構具備語言和諧性與情理統一性的

美，它能夠從故事講述中喚起認識語言文字性質及應用的興趣，能讓兒童從自我中心觀點，觀察自然世界變化進而對問題有所探索，從問答中認識環境與生存關係，而有學習獨立生活概念的關聯。故事畫面形像在故事情節以小羊和蝴蝶的對話，將蝴蝶生於大自然歸於大自然的常識，合情合理提供蝴蝶生態眞實性的認知，但是卻能造就鮮明感性，喜、悲、離、聚，交織而成的情感意象。這樣的故事設計如果成人在朗讀時能應用語言文字的音調，抑、揚、頓、挫，讀出角色說話的情緒，對好動不易專注的兒童而言，可以隨著小羊與蝴蝶童言童語的對話，意會出表白語言的情感，並且獲得蝴蝶生活習性知識，由此開始學會一面用耳朵聽，一面用眼睛從無意識的「看」深入知覺而有「感」的審美性閱讀。因爲故事每一個新頁面的開頭，都以「左彎彎，右彎彎，彎彎曲曲，曲曲彎彎」，這種雙聲疊韻的方式描寫蝴蝶的身影，而以擬聲詞「踢踢踏踏」、「咱答咱答」描寫小羊走路的狀態，雙聲疊韻和擬聲詞它可以讓語句生動優美，從聲音感受蝴蝶飛舞的立體形象，作爲對小羊走路模樣的認知。

「雙聲疊韻」和「擬聲詞」是漢語詞彙獨特的語言文法形式，廣泛用在兒童的文學裡。因爲兒童年齡越小，持續感知的時間就越短，容易受到主體當時的情緒及興趣喜好所影響，爲了讓兒童從無意識的感知，進而有意識專注在所閱讀的文本觀察，多次使用模仿聲音的疊字詞，透過聽覺立體化，和諧的聲音富有韻律節奏的語言，可以在大腦浮現一幅蝴蝶飛、小羊追的動感，僅僅經由朗讀聽故事，立刻就能在充滿節奏感的語句裡心領神會，彷彿走入一片綠色的大草原，看見兩隻毛茸茸的綿羊，和一隻飛舞蝴蝶的形象。

兒童聽故事用耳朵感受畫面，就像看電影有音效帶動眞實感是一樣的作用。由於幼童走進繪本的世界，最初從視覺圖畫進入聽覺感知，在看與聽並行中理解故事大意，再從文本不同語詞組合的話語，認識故事表情達意及抒情狀物的語意，同時在聽故事的朗讀語氣中確認話意是肯定、否定、質疑、嘲笑、委婉……。因此「聽故事」對幼童而言，不是聽見聲音，而是從語言聲音所傳達的一種情境，學習或判別或感受他人的感受、情感、思想。於是文本的話語表達具有情趣，讓聽故事的兒童從語意感受激憤、愉悅、痛苦、悲傷、孤獨……讓聽的讀者產生感情激蕩，有感同身受的共鳴，為此繪本創作須注意故事生動化的幾個基本要求：

⑴物體意象描寫具情趣意象變化

繪本故事物體意象，最熟悉的就是以物擬人做物的特徵想像，透過具體的物象表達情懷、感受、見解、主張、認知，協助概括化理解，它是通俗化、生活化、具體化，進而以物象的象徵寓喻產生閱讀趣味。由於繪本的情趣意象是依照角色個性不同，也依情境狀態及心境變化，應用故事情節細膩描寫角色的情感，或角色間詼諧幽默對話，使讀者感受話語的趣味，或社會溫暖的人情味，引發讀者深刻感受對話的語文意義。

⑵從意象體驗感悟

兒童雖然生活在一個現實的生活裡，但是較長時間處在自己的世界裡，繪本以對話表達使兒童理解知識與生活經驗的同時，進行體驗遷移、情感遷移、想像遷移、推斷理解遷移，這些遷移都是在兒童對生活已知的經驗基礎上推進，使兒童對生活認知有更具體深刻的理解或認同。「遷移」讓兒童有自身的「我」投向在故事中，故事也在「我」之中產生共鳴的感覺，進行生活的再度體驗並進入藝術世界，在故事的「問題」中看見人與我，我與世界的關係。通過故事間接體驗生活，一次又一次穿透故事，在有限生活經驗與價值的反思，看見生活晦暗不明的現象，而超越對原本問題的認知。伴隨不斷在故事遷移想像，卸下現實生活不能實現的束縛，滿足人內在的渴求。因爲能自在想像感到快樂，因爲在舊經驗的基礎學習新知識，心靈因知識富饒而滿足，在藝術源於生活的聯結，能以不同視野欣賞他人的生活，提升審美經驗而能感受閱讀趣味。

⑶創造意象關聯促發感知覺

繪本審美屬於精神科學，無法用實證說明人如何創造心靈活動，因爲人的精神世界是宏大的，無法僅就外在事物進行描述和分析，但是繪本故事作家能夠在現實生活觀察，寫作就可以有無窮的關聯變化，不同的關聯會使故事情節產生不同的美。有的作家會以眞實的事理在形式上做關聯，有的以虛構的想像在精神心理上或道德學習做關聯，但是不論眞實或虛構，要能被兒童讀者從故事感受到美的存在，關聯的構思必須建立在客觀事物基礎上，讓兒童能經由感官理性覺察到感性的認知形成概念，而這種概念又必須符合兒童生活經驗，因此當兒童閱讀快感產生的同時心理也會激起美的感受。

《小羊和蝴蝶》把握以上文學創作生動化特性的所有要領，它讓讀者能看見萬事萬物的表象形體，卻不是用感官直覺教認知學習，而是以感性的美，來避免落入主觀語言或知識的解釋，它的表達方式反常理、合於道以物擬人化，讓兒童讀者經由心理知覺活動的過程，知覺到自己心理的意象，不斷在自我的觀念上加注新觀念產生新思想，得到一個正確的觀念，並做判斷發現問題本質，進而探索生命的意義，以及人類的體驗如何表達，對所理解的問題如何做解釋，探索人如何認識自己與他人，認識自身的生存適應環境的能力。所以《小羊和蝴蝶》充滿人的精神美學，閱讀的時候如果能在淺易語言中推敲意義，越是能覺察它的深層意義，就越覺得它有一種生命哲思的美味。

繪本很美，創作繪本美的吸引力，固然有其文學藝術應用的理論，雖然故事導讀不需要向讀者說明繪本創作美的技巧，但是專業的導讀者，不僅需要知道繪本繪畫美學，還要知道文學語言之美，不是文字堆積而是情境、心境、意境的融合。至於在理解文學藝術美學之後，如何帶領讀者感受文學藝術美呢？

這或許不是一個很好回答的問題，但是如果從兒童一起說故事的現場回顧，將不難發現兒童會從繪本所畫的物體形象或文字，透過想像轉化爲意象產生情感，自我調整審美的感受，並且以想像作爲生活體驗情感的鏈接，融合個人曾有的審美經驗，重新再創造新的形象，讓自己彷彿參與在故事的情境中，因此兒童爲什麼能看見故事裡角色的形象，是因爲兒童在接受想像與創造想像之間，「想」而見其自心的感受，進而與文本的作者有了溝通。這個文學欣賞的經驗，先由感性到理性，若能指導從文本字詞、音義、情感、思想，學習深度解讀，同時重視學童創新建構的心靈意象之外，導讀者能理解繪本不是純然圖畫形體與色彩美的欣賞，繪本以圖像符號引發情感，這種情感具有複雜性的判斷，兒童需要協助從感知、想像、情感參與，縮小與作者之間的距離，在某個程度上，能夠與作者的思想和情感產生共鳴，由欣賞性閱讀，提升到分析判斷作品內涵的認知，兒童繪本藝術美的欣賞素養也會提高。

深受成人與兒童喜愛的繪本童話充斥市場，而它之所以迷人是因爲以眞、善、美爲核心，以美觸發人的感知覺，從形體的美，喚起讀者直覺的感受與記憶，在鑑賞中從理性思辨上升到精神世界的自覺。用俗語寫作的寓言故事，用故事形塑兒童的心靈，雖然模仿現實的世界，卻不抄襲事物外在的形貌，而以創造性活動推理過程，讓兒童讀者存在超越到不存在的時空，並在情節中揭示事理的本質和規律，以無形之教做智慧啓蒙陶冶其精神心靈，以視覺美感進行心靈溝通，將人的感知覺上升到更高級的心靈，使自然追求美的生活，表現美的言語和行爲，美不在於事物本身，在於美所存有的一種可意會思想，繪本以形像描繪實體，卻蘊含兒童現實生活的心理情緒，而不顯現在字面意義上提供理解，藉繪畫創造藝術形象概括出人心與性格關係，或人心與家庭教育環境關係的類型，它讓有同理心的人自覺。

繪本的圖像以及口語化容易讀懂的故事，並不是繪本藝術美內涵的全部，繪本的美不是感官直覺主觀美或不美的認定，而是在虛實之間精心布置安排生活情境，運用文學或圖畫藝術傳達思想抒發情感，繪本故事不說理，卻是將「理」融於情節中，理教的功能不明顯卻在文字圖畫藝術交互參透作用，讓讀者自我意會反思，進行藝術性思維，不知不覺對人心本性經想像起了淨化作用。故事豐富兒童的語言詞彙，繪本提供一套準確的語言用法，從聽故事對話掌握聲音的系統、語言意義系統、語言應用系統、字詞結構的規則、語言句法的規則，在故事種種情境裡，產生適應社交環境交流溝通能力，能從語言做思考，能有接受與理解詞彙的能力，更能用有限的詞彙做句子的組合，表達自己想表達的意思，故事又在這個時期，表達兒童生活環境相關的物體或人物互動情境及交流對話，爲兒童間接擴充了溝通交流的認知能力，所以繪本圖畫故事能滿足兒童閱讀心理需求，以和諧的美吸引閱讀。

藝術源自生活，融於生活，生活是一切文化滋養的泉源，藝術可以是語文的，也可以是非語文的圖畫，閱讀藝術可以探索生活環境的人事物，觀賞談論感官知覺的情感，分享源自生活的思想，從中獲得知識建立價值觀，領會經驗了解世界。藝術教育重視人生命本身如何以生活爲中心，建立人我之間與環境和諧的發展，自我內省並覺察個人與環境的關係，因此目前藝術人文教育已脫離技術或講述的教學，是以自主性、彈性、開放性，強調自主學習。

繪本是藝術人文教育的基礎，故事導讀要對讀者閱讀心理有所掌握，學齡前的幼兒閱讀圖畫故事，隨心智增長而漸漸不再停留於圖畫物象表面認知而感到滿足，更渴望由文字意會理解，能自我超越表達間接體驗後的思想與情感，積極想探索故事的語言文字訊息，閱讀興趣從物質世界的幻想朝向精神世界，從形體美進入心靈的美，使重新看見現實生活中精神世界的美，發現美的眼睛也就變得雪亮了。學齡低年級兒童對美的認知，不只是視覺的欣賞，從美的理解可以認識自己、認識他人、認識人類所創造的文化，學會用語言文字表達自己的想法、感覺、情緒、認知。學齡中高年級的兒童漸進由物體形象的想像進入抽象思維，產生美的感受力以及理解力時，就能夠從語言的訊息發現自我意識，自我與他人的聯繫，學會如何超越概念，超越現實的功利，在令人感動的故事裡發自內心去感知，喚醒與自身體驗相類似的共同回憶，從中去知覺並反思生活引發自我情感體驗與生活經驗的感知覺後聯想做統整，認識自我更深層的情感與情緒，讓精神心理再一次從閱讀獲得滿足，自然而然地讓心不自覺美了起來。

繪本故事用圖畫和語言文字爲美學載體，雖然兒童閱讀繪本仍無法言說什麼是美，但是隨著審美經驗的積累，會漸漸不再停留於圖畫物象表面認知，積極想探索故事的語言文字訊息，閱讀興趣從物質世界的幻想朝向精神世界，從形體美進入心靈的美，使重新看見現實生活中精神世界的美，發現美的眼睛也就變得雪亮了。

爾後在審美經驗不斷積累中慢慢理解如何認識自己、認識他人、認識人類所創造的文化，進而學會用語言文字表達自己的想法、感覺、情緒、認知；隨著認知學習做理性與感性的體驗增加，漸進由物體形象的想像進入抽象思維，產生美的感受力以及理解力時，就能夠從語言的訊息發現自我意識、自我與他人的聯繫，學會如何超越概念，超越現實的功利，在令人感動的故事裡發自內心去感知，喚醒與自身體驗相類似的共同回憶，從中去知覺並反思生活，引發自我情感體驗與生活經驗的感知覺後聯想做統整，認識自我更深層的情感與情緒，讓精神心理再一次從閱讀獲得滿足，自然而然地讓心不自覺美了起來。

近代西方創作的繪本，遠比伊索寓言故事情節設計複雜許多，趨向於用一個故事使領悟人內心世界、啓發智慧與心靈感悟的作品，具豐富的可讀性可以從不同的角度詮釋，因此故事導讀探討問題不宜設立固定結論。導讀者所需要的智慧要高於故事的知識，通識啓發讀者有多元層次思考，有更遼闊的視野和胸襟，對美的評價有較高的鑑賞力，能選擇適合兒童發展的文本；故事導讀忌諱平鋪直敘，聲音無抑揚頓挫，無法讓讀者從聲音文字感受情節、情緒、情感變化的氛圍，是引不起與作者的共鳴。當然也不是刻意在故事的「說話」語調上故作姿態，是要隨順情境自然感受表達文字的美。美具有感染的力量，提高兒童閱讀興趣，指導兒童感受故事的聲情，有自信清晰讀出故事的字音，感受角色的情感、思想、個性，兒童在感同身受中自然激發閱讀理解力，再應用兒童喜歡閱讀分享的心理，採用互動式學習，指導兒童應用繪本特色，有創意性提出問題，供其同儕思考討論，建構解決問題的能力，兒童會發現故事的意義與生活的關係而愛上它，所以增加兒童閱讀量不需要搬出十八般武藝，更不需要男校長裝扮成天鵝在司令臺跳芭蕾舞，而是故事導讀者要自我成長，強化繪本故事審美教育所需的師資能力。

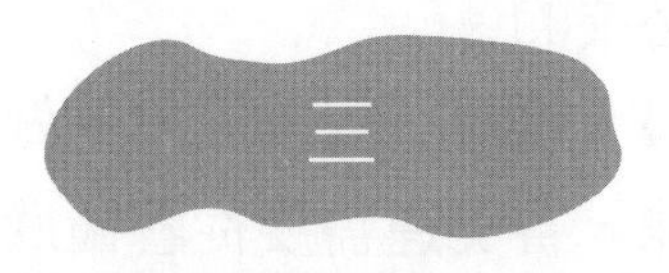

繪本發展審美知覺

㈠ 審美教育啓發感知覺

德國文學家席勒（Friedrich Schiller, 1759-1805）看見十八世紀以還，學科教育分工造成人格分裂，爲使人類感性與理性和諧發展提倡「審美教育」，希望以各種美的材料應用教育方法，使能在美的陶冶下，開展感受美的能力，經由高尚審美心境的培養發展健全人格，因此審美教育與任何藝術結合，但是它不是藝術知識技能的學習，它跨心理學、藝術學、社會學、美學、教育學等進行領域整合的一門學科。有許多教育學家從不同觀點提出相關理論，豐富審美教育的內涵。因此對只喜歡說故事給兒童聽的媽媽或故事姊姊，提及學習審美教育都望之卻步，不知道說故事給兒童聽爲什麼需要懂審美教育學。當然，如果繪本導讀之後，只要兒童覺得故事有趣，兒童會說故事大意，或者能發揮想像自編故事，這種低級本能的認知反應，就不需要涉獵審美教育學，但是如果想導讀故事不僅使之理解文義，還要爲之協助積累審美經驗與感受審美趣味、自覺心理感知過程後產生推理、演繹、判斷等思維，讓說故事更富藝術人文導讀的專業，在爲兒童選擇故事讀本能更符合審美能力，對審美教育略知梗概是必要的。

什麼是審美？一般人會說「對美的事物做欣賞」，我會說欣賞是帶有喜樂玩賞的意味，審美還需要從藝術欣賞進入鑑賞層次。鑑賞有識斷的解釋，具有認識覺察、辨別事理、判斷眞僞、推究是非因果關係的意涵。能由欣賞到鑑賞藝術，首先經過感官審美。繪本審美重視直觀感性能力的培養，透過圖形、符號、表情、姿態等，彌補對語言認識與應用的不足，增進觀察利於人際溝通互動。從審美判斷能力發展而言，二至六歲幼童正處於建立感覺與常規經驗的階段，從母語學習語法說話，嘗試描繪生活周邊的事物，簡單不流暢的線條塗鴨，用符號象徵生活的觀察。七歲以後繪畫線條多變複雜，以視覺的感受鑑賞繪畫作品，美感知覺由此開展，並且依自我視覺系統觀察所產生的興趣接觸各類藝術知識。

知覺（perception）是指經由感官刺激並覺察，對事物意義能有解釋的能力。人有不同的知覺，能從形狀、大小、遠近距離、方位等發展空間知覺，能從自然運轉四季交替變化感知時間的不同意義做詮釋，發展時間知覺。人想要有敏銳的知覺需要長時間的訓練，以訓練兒童觀察事物特徵的知覺爲例，幼童最初對凡事不能有目的組織持續觀察，觀察時間短，容易轉移觀察的對象，被外物干擾就無法專注而分心。在進入小班就讀時，能注意到具有明顯事物的表象，但是不善從整個事物中發現內在的聯繫，只對面積較大的事物做概括性觀察，無法細緻注意事物隱蔽的特徵，於是心理學家發現兒童發展圖畫觀察的能力，三至六歲兒童處在列舉階段，七至十四歲兒童能描述對象，十五歲以上兒童能解釋對象。這說明長期進行有意注意的知覺訓練，可以發展敏銳觀察力。繪本把握兒童知覺發展階段不同，有的圖畫只認識個別對象畫在正中間面積很大，有的在跨頁之間做空間的聯繫，有的在情節變化中產生因果關係或對象做聯繫。繪本多變的圖畫設計，能使兒童從圖畫觀察發展不同的知覺，年齡越大的兒童，越能超出圖畫可見形體做解釋，還能自我描述詮釋複雜的心理知覺。

人有視知覺也有聽知覺，醫學研究發現胎兒在母親的子宮就接受聲音刺激，出生二十四小時到一個月，就可以辨識聲音的來源方向，三個月到三歲以前，能用身體感應聲音隨之手舞足蹈，並且藉聲音探索外界世界作為語言發展基礎，開始從聆聽聲音發展對生活周遭的好奇。這時期特別偏愛慈母式語言，對父母調整音調的說話方式感興趣，由此學會辨識與理解不同聲音及語詞，傳達出來不同訊息做相對的心理反應。由於這時期可以聽懂聲調意義，理解簡單的語詞，會說簡短的句子，有意識的記憶能力也發展起來了，在四到六歲能背誦有節律的詩句，喜歡唱兒歌，也喜歡聆聽反覆同樣的語詞聲音，從聲音的強弱、快慢、雄壯、柔和，感受不同情緒反應，更因為能聽懂故事有結構語句的對話內容，能從聽故事的聲音產生想像編造故事做創意表達，能在安靜聽故事之後，在同儕的互動時很自然地，將平時聽故事的感受及語言學習，在遊戲中外化在言行上。

醫學上更證實兒童的大腦神經發展，可以從聽兒歌專注十五到二十分鐘，但要求專注聽講兩分鐘卻很困難，機械式的背誦記憶，遠不及以簡單唱遊方式來得容易印在腦海中。學齡前的兒童如果能接觸較多音樂性的刺激，在七到九歲大腦神經正在做大規模編碼整合後，十歲的兒童聽覺路徑將進一步成長，大腦連接左右腦的胼胝體剛好發展完成，透過聽覺開始處理世界各種聲音的訊息和知識，能讓語言和聲音聯結得比較好。一旦聽與說能力在這個時期錯過應有的啓蒙，日後進一步的學習都只是補救而已。兒童語言發展從「聽」開始，朗讀故事可以觀察兒童聽知覺與視知覺是不是正常，正常的兒童目光會隨著聲音移動，掌握故事語言變化。發音正確的朗讀，可以引起兒童專注聆聽，視覺會主動聚焦在母親的唇形，自然而然喜歡聽話與說話的興趣，日後的說話字正腔圓有自信溝通。缺少聽故事的幼童，容易錯過聽覺及視覺障礙發現的時機，造成日後語文發展遲緩，影響語文智慧發展，產生閱讀理解的困難，出現閱讀「翻書」不專心的行爲，日常生活左顧右盼停留於事物觀察的時間極短，無法有意注意事物特徵，不能敏銳覺察，自然降低事物聯結的想像，不容易有想像的創造思考力，不能從眼前可見具體事物，超越感受眼前看不見抽象的另一個世界，任何需要思考的學習都感到無聊，學習的動機意願不高容易不專心，學習障礙、學習低成就，偏差行爲因此產生。

學會「聆聽」的兒童，不論是聽故事或聽自己的聲音，都不是只在聽到聲音而已，而是能夠從聽進入角色的思想與心靈的感受。這種兒童如何用「聽」感受圖畫故事的意義？我觀察幼童的學習行爲，發現兒童有擬人化與擬物化的神思能力，學齡前的幼兒愛哼唱有韻律的兒歌，扭扭跳跳展現韻律的肢體，初試音樂和舞蹈的節奏感，愛裝扮假想的遊戲，自然流露自編自導戲劇故事的創意，這種自然喜愛的本性並不容易消失。我還發現對不專心閱讀的兒童，應用「朗讀」繞口令式的兒歌，享受文句如詩歌的韻律感，從聽知覺融合繪本圖畫視知覺的啓蒙，兒童的心會從短暫的有意地專注，慢慢養成完全融入故事情境發現內心自覺的感知的閱讀習慣，若長期有聽說讀寫整合的學習，感受閱讀的快樂與方法應用，將會因爲知道如何閱讀喜歡閱讀。

人的聽覺在新生兒就能對所聽見的聲音，分辨聲音的高低以及聲音持續的時間與變化，嬰幼兒對聲音反應敏感，能分辨出不同人的說話聲音，以及同一個人帶有不同情感的語調，或由不同的兩個人分別讀出故事生硬的、愉快的、柔和的、憤怒的語調都會有不同的反應，而且連續不斷的聲音對嬰幼兒可以產生撫慰鎮靜的作用，人心能靜下來就能發現自我的感知，兒童如此，成人亦然，有位成人學員她試著朗讀故事之後說：

繪本的感知覺我是怎麼體驗的呢？當時我是獨自在屋裡，把故事的文字大聲朗讀出來的；然後沉澱幾天，再讀一遍，很有感觸。發現通過大聲朗讀，確實和平時不一樣，那種節奏感和遞進的對話特別有感覺。我朗讀的過程是第一次快速默讀就喜歡上它；過了一天，在屋子裡大聲朗讀，那種節奏感，讓大腦的畫面感更強了；用文字寫出來的時候，發現了故事對話的節律，語言美感也出來了。

——阿谷

嬰幼兒時期感知覺已經出現而且發展得很快，如果能以物體對個體感官有所刺激，嬰幼兒的感知覺可以達到成人階段。從圖畫對兒童知覺相關研究理論提及嬰幼兒感知覺如何發展時，發現人很小的時候，眼睛就有敏銳的覺察力，覺察出圖片顏色、形狀、線條粗細等變化，幼童偏愛鮮明亮麗的顏色，很容易被有面部表情的畫面所吸引。由於幼兒快速發展對形狀的知覺，學齡前幼兒讀小班即能有三角形、圓形辨別，讀中班已經能把兩個三角形拼成一個大三角形，讀大班也已經能將長方形摺成正方形、正方形摺成三角形。四歲幼童雖然對幾何圖形不熟悉，但是卻能將幾何圖形與具體事物聯想，說正方形是一塊窗戶，說三角形是好吃的三明治。因此主張四歲是圖形知覺發展敏感期。文字也是一種有規則的圖形，應該讓幼童閱讀圖畫與學習識字，而能讓幼童圖文知覺同時啓蒙的教材，無庸置疑就是繪本圖畫故事。

㈡ 促發知覺的導讀

我想……《穿越世界的一條線》（如圖3-1）是一本視知覺聽知覺齊發，可使讀者產生豐富聯想的繪本，選購繪本的成人，經常受繪本推薦文的影響，判斷購買的繪本閱讀效益，例如《穿越世界的一條線》寫著「激發孩子的奇想」、「增強不少閱讀興趣」、「帶有夢幻色彩的獨特風格」，奇想與夢幻色彩圖畫，適合缺乏想像，不愛閱讀的兒童爲之引發興趣，但是從閱讀教學經驗觀察，兒童不會僅從圖像創造出來的視覺品質，純粹產生成人預設想要的閱讀效果，兒童的閱讀知覺，從語句「聽」的直覺與「視」知覺，同時在圖像可見繪本圖畫的現象，猴子攀繩、倒吊、抓香蕉頑皮的模樣，感受到有「趣」的生動感，而接受並欣賞這本作品，因此唯有兒童願意接受欣賞，這時故事導讀者始能設想，如何應用兒童的想像力，帶領進入視覺看不見的現象，發

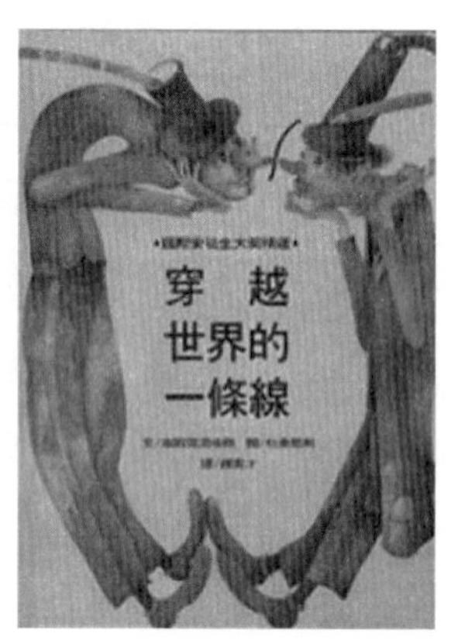

圖3-1　《穿越世界的一條線》

現閱讀的趣味，產生閱讀的動機，所以閱讀的效益，除了創作者精心構思引人注目，導讀者對文本創作技巧與讀者心理關係的掌握也非常重要。

這本書就文字而言是應用兒歌手法寫作，體現文字節奏變化的趣味，這是推薦者沒提到的特色，我們來讀一讀感受兒歌的音律：

一條線，一條像我這樣的線，在你看見和不確定之間，我是新界線，我變成非洲的大火焰。童話森林的冒險—獅子王打呵欠！……

在朗讀兒歌的音律時，應該很容易覺察到這本充滿音律節奏押韻的兒歌，押韻識字音與字母部分重複，按照規律在一定位置上重複出現同一個韻母，就可以產生節奏，並且讓聲音組織成一個整體，讀前句會想再讀後句，讀後句還會想到前句，這是漢語文字的特色。節奏因爲可以產生閱讀的快感，和似曾相似的感覺，將渙散的知識整合統一成爲一個概念，所以兒歌有規律重複形式的節奏，本身就是一種有閱讀魅力的美。如果把「我」化成一條線，在極富韻律節奏的文字美感裡，讓讀者感受一條線的千變萬化。畫家杜桑凱利在圖畫裡，在「你看見和不確定之間，我是新界線……」將這樣的一條線，讓兒童看見線的變化，一會兒在森林裡變成火焰，一會兒變成猴子樹上搖動的線，不一會兒又變成愛唱歌又像詩人般的蛇……一變再變，這麼一條穿越時空有形與無形的線，可以在音律聲中滿滿浮現。如果你是導讀者，能順著作者海因茲溫格爾的話問：能不能「想個特別一點，再想一遍！」低年級的兒童會自由聯想創造出新想法：

哈爾濱的優優說：「大樹是一條綠綠的線，高高地站在小草面前，說下雨了，我們快快長大吧！」

哈爾濱的淇淇說：「池塘裡的水是清涼的線，在四處波動，天鵝在上面快樂地嬉戲。」

兒童的話語和我們成人所想要的感受不一樣，卻是他觀察美好世界的過程，他自己體會學習樂趣與應用的方法，屬於他的眞實感受。朗讀刺激聽知覺的發展，兒童在自己朗讀的聲音中，專注用耳朵感受故事聲音的美，「野猴島，猴子一大票，猴子不養貓，猴子不烤鳥，猴子不看報，猴子不賽跑，不炸薯條，不煎漢堡，一天到晚吃香蕉，猴子跳，猴子鬧，猴子樹上搖，吃飽沒事吱吱笑……」，童心隨著音律靜下來，在好像聽一首和諧的音樂下，表露愉快的學習情緒。兒童用心讀出每一個字音，朗朗上口讀著文本裡有趣的句子，讀一句：「地平線長又長，分割陸地和海洋。」再讀對比的句子：「白天，是太陽的操場，夜晚，是月亮的水床。」最後又讀寫大自然遠近不同的句子：「我是大地最遠的邊，最深的谷，最高的山，只要你想得到，我都能變，樣樣我都能出現。……」你一句我一句，在文本的音律裡已經發現腦海激發「線」的聯想，讀出文本角色心境音律的美，從聽去理解話意內涵，聽出自己的感情做適當表達，閱讀後的寫作也能在一首又一首自創的詩中感受語境旋律，表達自信心的種苗就此發芽了。當兒童一遍又一遍地朗讀時，我還觀察到兒童以清晰語調自然地一字一句專注朗讀文本，每次聽見自己的聲音，都能聽出自己心裡的和弦音調適當不適當並做調整。這可是有意識的專注，專注聽讀出故事的特殊言詞，經過一個聽與記憶及理解等關係的體驗，能緩和聽而後說不知如何表達的焦慮情緒，閱讀與寫作都更能集中注意力。

㈢ 繪本音律美學與專注力

在兒童聽讀了《穿越世界的一條線》結束當下，我還做了一個實驗，即是讓只有經由聽朗讀聲感受線的變化的兒童，立刻閱讀一幅畫有黑貓背影的圖，要求做小貓形體與線聯想創意表達。這是想知道在專注聆聽之後連接特定物象做觀察的直接感知，讓兒童進入藝術意象做思維的學習，兒童專注聆聽是不是可以激發創造思考力，能不能對兒童聆聽後的覺察與領悟具啓蒙作用，實驗結果如下：

一隻擁有想像弧線的貓，在雨後的陽光下仰望著湛藍的天空，牠在享受著陽光的擁抱，享受著牠自己的繽紛世界。一隻蝴蝶飛來，貓兒立刻停止了想像去追逐蝴蝶，在那一刻蝴蝶竟被牠那神奇的靈性捉住了。貓愣了一下，張開爪子把蝴蝶放飛了。我似乎感覺到牠內心的世界。此時此刻，蝴蝶在那五彩繽紛的世界畫過一條弧線，讓牠感受到了自己的靈動世界。

——李美萱

這個實驗的靈感來自《聽見天堂》的這部電影，電影由眞人眞實故事改編，取自米可．曼凱西的故事。故事主角是義大利著名盲人電影音效大師米可．曼凱西，他是一位盲人，用耳朵看電影，用耳朵創造世界的聲音，他與我們最大的不同是「我看見世界，他卻聽見世界上所有的美」。電影描寫他小時候因爲爬高拿家裡獵槍傷到眼睛，人生由此與黑暗爲伍成爲盲人。剛進盲人學校的米可，排斥點字學習，老師引導同學觸摸感受松樹和毬果的形體，要求寫一篇作文描寫四季的變化與城鄉四季不同的生活。米可，不配合點字拼音對老師說：「不用，我看得見。」老師說：「看得見還不夠，你看到一朵花時難道不想聞聞花的味道嗎？下雪了你不想走在雪地用手捧起雪，感受雪在手中融化的感覺嗎？我注意到音樂家彈琴時眼睛是閉起來的，因爲可以更強烈感受音符的變化，音符會蛻變，變得更有力量彷佛變成具體的觸覺，你有五官，爲什麼只用一個呢？可以用耳朵分辨不同聲音……」米可受到啓發後用答錄機創作季節的錄音帶，準備作爲老師要求關於描寫四季的作業；他用不同的器皿創造生活的聲音，風聲、蜜蜂聲、踩踏枯乾葉上的走步聲，感受聲音的不同並配樂說故事，依自己的方式帶領班上的盲生一起演話劇，老師要求家長蒙上眼睛欣賞話劇，因爲米可．曼凱西的老師說：「……我們相信沒有一個人應該放棄想像力和自由。」

專注聆聽可以像米可．曼凱西一樣有創意的想像寫作力，但是我發現學校教育以發展左腦記憶、背誦、分析、理解的認知教學爲主，長期以標準答案測試學習力，中學生的審美鑑賞力以及想像創造力，有的不及九歲的兒童，甚而會退化到只能抄襲課文學過的語句，無法獨創想像有創新語詞的能力，沒有標準答案的問題回答，幾乎無法用自己的語言說話，或在有變化的語句裡推理語言情境，深度理解故事的引申義；而越早接受圖像思考造句寫作的低年級兒童，如果能同時接受「聽」故事的學習，經由朗讀的聲音訓練專注聆聽，進行故事記憶、理解、表達，兒童能從聽讀轉化爲寫作時，體現獨立思考並且寫出有創造性的文句。

人從幼小開始就生活在充滿符號的世界裡，人與人習慣藉由語言符號溝通，語言卻又是最複雜難以理解應用的符號，兒童使用語言符號的應用能力，一般要到十歲以後可達到應用自如的最高層級，在這之前兒童的語言成長，多數依賴圖畫做認知學習以及與人溝通表達的媒介。於是繪本圖畫作爲兒童閱讀的文本，必然需要理解兒童觀察事物面向極爲單一，在現實生活中抓住物的特徵，不依實物比例做誇張表達的心理特性，複製兒童「塗鴨」的經驗，掌握兒童視野單純樸實，以直觀感受不做理性分析，爲適合幼兒閱讀多以平面構圖，少以多元層次表現生活色調的變化。爲了依兒童的認知想要表達遙遠的路，也只能把路的盡頭畫到天上去，這種誇張的兒童畫在成人眼裡是稚氣、離奇、荒誕的，在兒童的心靈卻是無拘束充滿自由喜樂感的。

繪本圖畫將生活所觀察的事物，做形象化意義化的象徵表達，爲兒童提供一個自由馳騁多變化豐足的想像王國。繪本圖畫是沒聲音卻可以說話，傳達兒童心靈的感覺，讓兒童經由圖畫意會理解進而用語言表達畫境，表現閱讀後個人獨有的心境。繪本圖畫和兒童自然溝通的形象語言符號，美在不言能有任意想像的自由，讓現實生活不可能被看見的心理意象，畫出可能的形像讓人感覺得到，它能藉想像延展出不同故事，這就是繪本圖畫藝術美的魅力所在。繪本以形形色色的圖畫揭示現實被人們習以爲常見怪不怪的現象，這些現象的表現手法也許荒誕、虛擬不實，但是並非沒有思想的虛構，有時是爲了創造想像移位時空，有時是爲了逐漸帶領幼兒脫離具象，進入深化性、抽象性、啓發性的思考，使能夠從中激發感知覺，在可看見的物體形象裡，看見不可看見的事理，轉化爲可以理解的新意義，卻往往因爲繪畫是沉默的，難以眞正從無聲蘊藏其中而夢幻般的精神世界看見它的深度，於是必須用文學的語言，使能知覺畫境中存在心靈那一個新的「我」，當幼童能在欣賞圖畫故事時，將自身投入圖畫故事的情境中，心理隨著作品提供形象和思想在享受美感之餘，能感知「我」與人或與物的生命融合，這時審美快感會因應而生，給精神帶來愉悅，心靈也達到和諧，在想像力激發的過程，體驗想像趣味也會有美的感受，陶醉在想像的世界也是很快樂的。

㈣ 兒童發展不可缺的想像力

人在幼兒時期就有聯想力，從一幅圖畫編造自我心靈世界的故事，日漸能從一個單字與生活事物做無線聯結創造語詞，這種創造能力是透過感官接觸物體觀察特徵，由聯想認知與理解發揮想像而來的。因此提供兒童內省智慧發展的文本，不論是圖畫或詩歌都是用直覺觀察具體事物聯想進入抽象思考，也從自我的想像世界移動現有時空認識外在世界。因爲兒童心中的宇宙世界，只有自我與大自然的關係，兒童內在心靈與萬物相互依存將人擬物化，將物擬人化，兒童無須講究寫作技巧，就能用誇張不合邏輯的語言，從看圖說話創造不同風貌的故事。隨著年齡與生活情感體驗的精進，兒童有了從看圖說話與理解他人心中想法的能力，當視覺接觸到物象形體時，已經能從圖畫象徵意會內容所寓喻的訊息，描述圖像訊息所存有創作者的心理意象，並在說故事的敘事中做移情而抒發情緒。

基於這樣的閱讀能力特徵，我們進一步從生於柏林的教育家也是心理學家的斯普朗格（Eduard Spranger, 1882-1963），在《想像力與教育》說想像歷程的重要，認識想像對人的成長與學習的關係。斯普朗格說：每一個未成年的人，都曾經在一定的年齡，通過想像力規劃其未來，最初他們是抱持遊戲的態度，包括很多想像的夢想，將想像力作爲一種「關聯的想像力」這種「先前的建構力」歸屬人格的萌芽，雖然未成爲人格的核心，這種想像的夢想卻是人格內在化成的基石。所以斯普朗格依照不同科學性質將想像力分類爲：藝術創作的生產性想像力及模仿性想像力、以發現科學法則說明的科學想像力、對於事物關係理解的思考性想像力、理解作品或科學理論的詮釋性想像力，由此可見想像力已經提升到人類的精神心理，在學習中無時無刻都需要應用想像力。

古典文學創作理論流傳幾個世紀的《文心雕龍》，將以物擬人或以人擬物想像，稱它是「神思」。兒童有此「神思」能力，經藝術想像自然而然在一種情境裡，激發創造的想像而領悟，經過想像描述自我生活的發現，很快證實自我有自覺創造生活藝術的能力。因爲每個人都可以經由藝術想像，審慎選擇具創意的聯想意念，傾聽自我心中的聲音，在此發現新的知識與情感，自由地超越時空想像，再一次推翻前一次的意念，重新想像再編造出自我生命哲思，並且用自心掌握自我的思想主導自我的行爲。所以應用繪本故事導讀，讓兒童有自主學習的空間，給兒童有創意思考的機會，不久兒童閱讀故事的時候也能有新思維，不會因爲強調記憶缺擴散性思考，出現聯想力不足無法寫作的現象，也不會因爲缺少敏於覺察能力，討論問題只有聽不思考，不能有新觀念的形成，不能提出很多不一樣的構想和看法。想像還可以破除人慣性思考，不會讓人不能從不同角度分析問題，出現與他人的論述同質性高，只會人云亦云無獨到見解。想像可以讓人具有彈性思考的變通力，不同分類的歸納思考能同中求異，從不同視野提出新方法、新觀念適應新環境，能彈性思考應用資料讓自己的想法與他人的經驗做聯結，能從舊經驗的事物補充新的細節，增加內容的豐富性與趣味性，在與他人互動對話中充滿幽默感的吸引力。

人生有無數個機會，有遠見預見未來的人若能勤奮工作，就更能實現目標現實生活，能多想幾步將爲自己帶來偌大的價值，就是問你能預見眼前看不見可能發生的問題嗎？人能看見未來有預見力不是他有超能力，看見眼前以外或未能發生的事理，而是他能在相關的知識與生活經驗積累出智慧下，將自身置於假設性的那個空間情境做想像，思考可能發生與變化的各種情節問題，能用想像力超越眼前所見，看到他人看不見的事理面面俱到，思考的面向不會單一停留在表層，深思熟慮逐漸有遠見，工作表現積極輕鬆愉快有更多時間從事有興趣的事。人可以利用自我的領悟力，在具體可見以外的時空去觀看，這叫創造性思考。

創造性思考研究發現創造力與智慧高低無關，可以透過教學過程啓發人的潛能，它與強調認知教學標準化教材教法不同，成人必須放棄權威以親切的教化，拉近親師距離，在相互尊重包容下學習。以環境教育教案設計多變化能依興趣給予多元學習，引發創造思考教學策略與問的技巧，使擴散性思考做創造能力培養的同時，要能隨時觀察發現教學疏漏。對於討論問題只有聽、不思考新觀念，形成思考內容有限，不能提出很多不一樣的構想和看法的兒童，要懂得如何引導問題的聯想，並能從不同分類的歸納思考同中求異，從不同視野提出新方法、新觀念適應新環境，繼而能彈性思考應用資料讓自己的想法與他人做聯結，破除貫性思考能從不同角度分析問題，與他人的論述不再同質性高、人云亦云、無獨到見解，在面對普遍具有舊經驗的話題，要能補充新細節、增加內容豐富性、談話的趣味性，有不離開主題卻能創造新鮮感的思維。

想像力是人本有能力存在大腦中，如果不能用語言文字或圖畫做轉化，很難被理解並進行想像的溝通。於是故事導讀中有看圖說故事的活動，這可以算是一種詮釋性想像活動，它是經由圖像詮釋象徵寓喻，把握文本深層的精神本質，更進一步理解創作者的思維結構，再整合自我思考網絡，有生產性理解與思考性想像，發展人本有的多元智慧。詮釋性想像重視人在思考過程的心理活動，爲使人有智慧地思考，可以不依照文字講述傳授知識的方式表達，藉情境做思考性想像，因此故事導讀不做記憶性與概念性知識灌輸，使在思考性想像中失去自我心理的覺察，埋沒人本有創意想像的藝術思維能力。這種閱讀活動在進行藝術美的欣賞與理解或應用時，都不會是絕對的一個結果，以繪本藝術創作爲例，繪本的創作思想強調個人的主觀價值，素材沒有限制，任何方法都可以自由表達藝術創作理念，不束縛壓抑讀者感性的力量，兒童就能在圖像和文字之間爲讀者留下伏筆，留下自由閱讀的空間，從外觀表象審美做感性向理性的過渡，有了生產性想像，重新給圖畫故事一個新的「鮮活形象」。

繪本以此爲創作考慮不是沒有依據的，這麼做都是因爲幼兒三歲以後，左腦尚未發展完成，還不善於邏輯思考，還不能進行複雜且高層次的心智活動時，多數依賴右腦由視覺圖形在自由的想像中做擴散性思考。這種思考模式以記憶裡的圖像爲主，無限聯想會持續到七歲，這時兒童進入語言發展黃金期，繪本圖畫可以讓兒童在欣賞時，將舊有所「知」存於「心」的意象與圖畫物象重新結合，從「我」的觀點無所局限引出心中的思想與情感。那些特別「愛說話」的兒童，就會將曾經閱讀繪本圖畫那個豐富想像的世界，在有一天的某個情境下，自然而然將寄存在長期記憶庫的圖像提取出來，看圖畫意象內涵重組而自編故事，說出鬼靈精怪有趣的童言童語，以幽默感增進與人交流，同時也順利地從具體形象向抽象思維做轉化，在此過程提升時空智慧超越過往所知的概念。除此這時兒童的語文還有一個特色，他們凡事以個人的理解不問對錯詮釋故事，因爲兒童發展擴散思考的時期，兒童的語文力會頓時增長不少，兒童也會在圖畫故事的境況中自由體驗，展開圖式想像的翅膀去飛翔，所以繪本審美的知覺始於想像。

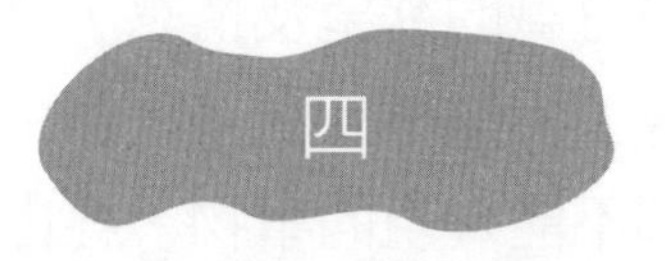

理性認知想像價值

㈠ 繪本「魔」的故事價值

繪本有許多以「魔」爲創作標題的故事，這類由西方翻譯的繪本很歐化，有王子、城堡、地窖、巫婆……，故事具有「魔力」的主角除了有誇張的超能力，還能帶出故事高潮起伏轉換爲理性認知，這是「魔」類題材通性的形象設計。雖然這是幻想不實編造的故事，但是它爲什麼會讓兒童著迷呢？很少人正向看魔法書的影響，因此雖然父母都希望兒童有豐富的想像力，卻又擔心看太多想像的故事會著了「魔」。爲了讓成人理解想像對兒童發展的重要，我們進入理性的認知說想像的價值：

1. 想像是替代性的滿足

「魔」的故事以兒童所能理解的形式，進入奇幻想像的世界，使人在現實無法得到的滿足，在故事閱讀中獲得替代性滿足。替代性滿足不能讓人獲得生活所需的物質，卻可以因爲故事簡化容易記憶，使在大腦中所形成認知的概念，在行爲中轉化成較高的道德表現。替代性滿足雖然不能完全消除人內心的痛苦，卻可以從故事欣賞的形式，見到自我潛意識的欲望及情感，繼而促發心靈的幻想得到快樂。兒童對於「魔」的故事欣賞，是藉由幻想讓內心的精神活動起來，對生活所壓抑不能實現的事物，經由「魔」的幻想調節心理使得精神能短暫放鬆。

2. 想像促發大腦聯想作用

繪本魔法故事吸引兒童閱讀還有一個原因，是人的內在情感與想像之間有一個聯想作用，聯想和想像一經結合就會產生意象，這些意象通常是從感性、理性、知性做有意義的聯結組合。每一個意象都會有一個情緒的故事，多個意象情緒接連在一起，當感知覺積極地活動起來，這些意象不但變得有意義，而且在心理達到一種自由和諧狀態的時候，閱讀就會有愉悅難以言喻感出現，這種感覺是非功利性由直覺而來的。因爲不用功利態度進行畫作美醜及情節合不合理的審美判斷，對於用簡單語句描述所寫「魔」的故事欣賞，趣味感就油然而生。當兒童閱讀的視角只在於一個「趣」字上，故事創作手法能有趣就能滿足閱讀的心理需求。除此之外，當兒童閱讀時心靈能與「魔」創作形式自由融合，經由擬人化想像，進入物我同一的心理狀態，領悟人與自然的關係，讓心裡更有愉悅的感覺，也就變得更喜歡閱讀圖畫故事。

3. 想像是高級心理活動

魔的故事是絕對的想像，想像最高表現是物我合一。物我合一的想像是人高級的心理活動，它雖然不是從邏輯推理分析的知性活動，但是卻可以產生精神心理的滿足。閱讀心理滿足了，精神心理也滿足了，因此提供兒童閱讀魔法的故事，並不需要在意圖畫的形式是不是獨特或新奇，應該關注圖畫故事是不是可以產生主觀的聯想，閱讀能否從中發現能被感動的獨特意義。當故事能喚醒兒童曾有的經驗與體驗新的融合之後，兒童能脫離原作者創作意圖，以自己所熟悉的方式解釋新意義，隨其不同角度的意義自我解釋，在心裡重組創新意義，自我表現對故事的深度理解。

4. 想像以虛構寓喻寫實領悟哲理

「魔」類故事關注人有追求物質生活之外的精神生活需求，情節暗喻人的心理特質，教化人心與人性，從故事中體悟誠實或如何不起貪念之心，判別是非對錯，獎賞懲處、因果關係報應，人無能爲力卻因努力付出，終於獲得魔力幫助引發心的感動……，因此喜歡閱讀魔法書的兒童，從圖畫故事感受魔力的快樂，並不會迷失在虛實參雜，他們知道這是繪本故事將眞實的世界經由想像說道理。如果指導兒童從故事潛在意義的系統結構，清楚掌握故事獨特深刻的意義，發現故事多層意義當中既可獨立又可相互聯繫的關係，可以很快在閱讀找到核心意義，從重點延展出各層次的意義，以自我從其圖畫意象的理解，或從字詞句的組合，把握故事最深層某種特定的情感，說出寓喻中的哲思。

5. 想像激發創造性思考

閱讀魔法書的兒童會善用文字創作，除了從閱讀模仿移用「魔」的故事寫作技法，還能以抽象性描述心底的夢境，在兒童所描述的夢境可以發現生活知覺的規律，以及曾經有過的審美經驗；這些經驗存在兒童的潛意識，兒童平時自己也沒有發現，直到專注在故事外部圖畫所表現的特性或形態，經由畫畫或寫作轉到內部與生活經驗做了聯結，不斷從故事的想像將情感、知覺、對生活的理解等等化作思維活動，具體再現出自我心理的需求，兒童也才認識自我內在的情感。所以「魔」類型的故事，可以讓兒童從閱讀發展知覺想像，轉化成爲藝術創作想像，勇於探索如何自我實踐，至於這個夢想是不是眞的能夠實踐，對兒童而言並不覺得重要，重要的是在創造想像過程，能讓自我的大腦記憶裡，存有豐富的生活圖像，從微小的生活細節，在某一個線索和時機中進行暗示，讓故事創作峰迴路轉有高潮，在自我完成創造性故事當下產生快樂的感覺。

6. 想像發展健康的心理

閱讀故事產生的想像，會讓兒童從欣賞的趣味，間接從故事閱讀，進入感知、想像、理解、情感中積累出知識與情感體驗，使在創作自我魔法的故事時，除了會思考如何表現趣味，會思考人與物在生活上的關係，如何在另一個時空融合，重新組織創立新的形象，還會以過去閱讀經驗賦予動物或植物生命，推斷故事角色的性格與能力和智慧，栩栩如生表現情感的聯想。這個聯想描繪的情感，不是故事角色的眞實情感，更多是兒童把知覺中個人的人格與情感，投射或移情到故事角色的身上。於是我們發現在兒童重說故事的內容裡，動物表現驕傲、自信、幽默、生氣、失敗挫折、自卑、恐懼、焦慮……等等情緒或行爲風格的同時，其實也是反映兒童本身曾有的心理活動。這種心理活動或許在閱讀想像的時候就被激發，只是兒童在一時間無法言表，積存在意識裡的情感，但是在某一天的某一次寫作主題裡，或許就能喚起曾有從閱讀故事啓發的想像，會在讀寫交會之際，化成一股積極的動力，在集中注意力於筆端，注視、觀察、諦聽自心聲音的剎那，發揮文學可以陶冶品德、淨化人心的作用。

在創造想像塑造主觀性的形象，故事創造超越空間意象時，兒童用自己思維的結構，表達生活所曾有的知識經驗和情感體驗時，將從內心激起的心理或情緒一起往外移動，這時天馬行空的想像具有審美教育治療的作用就此啓動。兒童在閱讀欣賞過程可以靈活轉變自我的知覺與概念，從一個視覺觀察到的特點移向另一個特徵，有時是從一個圖畫轉變到另一個時空或情境的背景，並將前後的兩個空間連接成一個完整概念，展現自己對問題看法的深度與廣度；這是因爲在不同空間閱讀做轉換時，能看出故事的其他新關係，在新的觀察點上，思考新的解決方法。長期久遠如此自我訓練的結果，兒童在故事閱讀中可以間接學習如何自我情緒控制，繪本故事間接成爲兒童認識心裡看不見的朋友，當兒童心裡有各種情緒，通過閱讀想像可以得到支援就能健康發展。

想像能有這麼多價值，並不是多數人對「想像」都能有此理解，成人普遍認爲幻想就是想像，幻想是不切實際的想像，它有礙身體健康。於是當學齡兒童的家長，提出兒童不愛閱讀寫作、比較沒有想像力、說話也不幽默、與他人溝通無法吸引對話互動的時候，我會告訴他多讀一些有「魔」的想像性故事。如果有語文老師問：「故事在語文課如何應用培養學童的想像力？」我會說，語言學習或語文智慧發展與大腦息息相關，人的大腦左邊設有語言中心，90%的語言經由左腦控制，語文教育可以如何幫助兒童提升語文力而能自編故事呢？我思考過去我們過度發展左腦的認知、記憶、分析等邏輯思維，缺少右腦形象的藝術思維，所以難以超越眼前所見想像看不見的事理或預見未來，處在圖像思維的世代，語文老師應該思考在閱讀過程，如何激發左腦與右腦分工合作，發揮理性與感性的平衡作用；這時我還會說：想像是創造性思考重要的元素，兒童不是沒有想像力，而是不知道如何應用想像創造表達，這也是傳統固化教學不足的地方，這樣的現象如何改變需用心思考。

㈡ 導讀魔法故事創作技巧

我想……《魔法一點靈》（如圖4-1）可以用為分析魔的障眼法，因為兒童能快樂閱讀魔法書就有足夠的想像力，可以誇張鋪排魔法故事的情節。但是多數的兒童自編魔法故事的內容，只管如何搞「笑」有「趣」，任由自己無拘束地想像，不知道魔法故事以虛構想像寓喻現實，故事情節有變化，前後因果關係要如何不失合理性，兒童自編的故事因此缺少閱讀的「魔力」。這是因為兒童只會從閱讀模仿寫作形式，缺少創意思考生產性想像力的指導，所以有骨幹卻沒有血肉。這該怎麼樣從故事導讀來指導兒童創意思考呢？選擇類似《魔法一點靈》屬於文字較多的長篇故事，在指導故事閱讀開始，我請兒童有意注意這本故事寫作原則，並以發問的方式在每一個段落提醒思考：

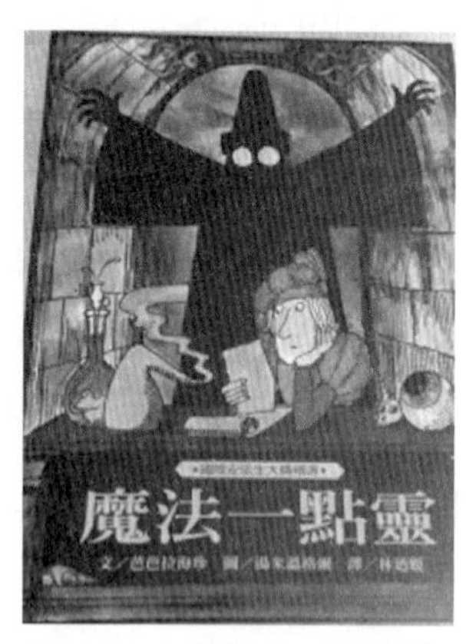

圖4-1　《魔法一點靈》

1.「高聳塔樓」、「神祕的迷宮」、「陰森森潮濕的地窖」，這是故事背景歐洲式城堡建築的介紹，做空間陳設的描寫，為故事展開情節的開場白有什麼感覺？

2. 故事發生的地點在地窖，一個書櫃裡有被鎖上的《魔咒大全》，魔法的咒語就在裡面，讓有博士之稱的貓頭鷹看守。貓頭鷹是故事的配角，在什麼情況下發揮應有的機智呢？
3. 魔法實驗室哪些屬於實驗室應有的器具，實驗室中間煉丹池的水要天天保持八分滿，挑水是主角皮寶的主要工作，故事如何設計，使皮寶動了偷《魔咒大全》，魔法咒語的想法呢？
4. 故事寫作要展開情節有「層遞式」的寫法，即是想法一樣，但是所做的事一次比一次還激烈，反覆做同一件事卻每一次都有變化，讓故事不斷往前推進達到高潮，請說明這篇故事哪一段是「層遞式」的應用呢？
5. 故事寫作情節前後因果要環環相扣，請說明故事段落裡有哪些因果關係內容的描寫呢？
6. 故事的主角皮寶挑水的工作不變，什麼原因讓挑水過程發生很多的變化，每次變化都有很不一樣的後果，能從變化的想法中看出主角的性格與想法嗎？

提問促發閱讀思考，兒童可以順著老師引導的線索，找到故事如何創造關鍵問題，讀出故事創作的技巧，並總結寫作的特色：

1. 魔的故事以誇張的神力魔法用爲解決問題，魔力誇張只是吸引閱讀的手段而已，這類故事常用對比突顯善有善報的結局。
2. 從故事人物的一句話，可以讓讀者展開問題的思索，想怎麼樣可以解決問題。
3. 繪本一個圖畫象徵、一個角色的動作、一句暗示的語言，常有多層意義，要從文字理解故事，個人的知識經驗及情感體驗都要聯結，都要知道如何詮釋繪本現象中的資訊意義，所以閱讀賞析的經驗很重要。

兒童能從「魔」的故事寫作有以上的認知，是因爲他們知道想像創作不是無中生有，想像創作圖畫故事也需要有邏輯結構，有知識經驗，有積累文字深層閱讀力，有語文應用能力抒發抽象情感思想，有豐富的語彙能從文字理解難以「言說」的情緒；在有主題的內容做問題理解，有意義性的表達是言說，兒童閱讀應該隨年齡增長，從視知覺與聽知覺跳脫對「故事」想像的認知，經由導讀超越具體文字表象訓練閱讀有自我獨到的見解，重新建構自我對事理的判斷思考，有理性的分析力，促發如何思考解決問題，同時可以表達自我思想情感說話。一個經常在閱讀與表達接受這樣啓蒙的兒童，能與同儕問與答這樣互動，閱讀不但不會產生閱讀障礙，更不會因爲無話可說，造成表達困難引發心理的焦慮；而且還知道如何從圖畫形象思維，或從故事文字朗讀激發心理的意象，生產再創造的想像；除此由於類似「魔」的故事，會應用誇張寫法符合兒童思考邏輯，當兒童的視覺、聽覺、心覺、想像，都能整合爲一的時候，寫作時能越來越懂得如何敘事內心的自覺，在內省後能以象徵敘事的方法，傳達自我的心理意象，這時因爲學會有結構想像幽默的表達，而有良好的情緒管理，社交溝通能力增強了。

因此我想對「想像」或對「魔法書」有偏見的成人說：兒童所閱讀童話想像故事想像具有藝術教育治療的功能，我從寫作啓發人內省智慧以及語文智慧中，發現語文智慧發展良好的學生，能善用口頭語言和應用文字充分表達思想，不僅語言的內容具有結構性，而且語音表達語意裡的情緒，能展現理解某種情境裡他人的心理感受，在高度語文發展下也特別喜歡閱讀與寫作，如果要求運用正式語言或非正式語言有創意寫廣告文案，能依據形式邏輯法則思考，就其原來所不同卻是相關的變項訊息做推理，並且能注意到他人所忽視的問題，進行知識之間的關聯，有彈性地就問題做聯想，隨時從記憶的資料庫，將平凡的生活訊息與專業知識聯結，表達出有意義的新訊息。這種青年從兒童時期的閱讀與寫作觀察，他們在小學就能從童話閱讀想像做轉化寫作，經由擬人化或者擬物化想像做生活與精神的體驗，隨時可以流露豐沛的情感，將人與人及人與物之間融合，使自我處在無我的境界，從中頓悟發展出同情與慈悲的情懷，清楚明白描述自我憤怒及恐懼或厭惡等不同負面情緒，文章可以在感性中看見理性對問題的思辨，這樣的兒童發展至少年，已經能培養出廣泛性的閱讀喜好，能有閱讀歷史、社會、自然等多樣的興趣，在「我」的發展裡，可以讓「我」能有所超越自我實現，到了青少年時期與他人交流順暢，較能表現出具有「健康心理」的行爲特性。

相對語文力發展遲緩的青年，常因爲不知道怎麼樣表達影響人際溝通覺得自卑，在面對討論學習常覺得不適應，這其中不乏有許多在尚未眞正進入青年前期階段，提早以「幼稚」終結童話故事閱讀者，他們並不是將興趣轉移在小說、冒險、科學、傳記……等閱讀，而是向來就是不喜歡閱讀的學童；他們無法經由廣泛性閱讀讓自我知覺擴大，在知識經驗日漸豐富下脫離小我的部分，日常生活不能自我認同，自我克服迷亂，不知道如何利用自己的能力價值，訂定自己的人生目標與方向。

他們通常在小學寫作課的時候，就是經引導仍不能下筆寫作的學童，從其行爲的觀察也通常是比較缺少「健康」心理特性，學習行爲常以「我」爲中心，不懂得接納與包容他人，社群活動在乎別人對「我」的認同，希望他人對「我」尊重的同時，很少思考「我」應該如何尊重他人的學童；進一步將這樣的現象推及家庭教養關係，多數是父母不能適時給予兒童語文力的啓蒙，使兒童因為後設語文發展遲緩，對閱讀缺乏興趣的培養所致。這樣的兒童內在心理縱使有所困頓，在不被發覺適時輔導轉化下，存在的心理危機就容易使性格與道德價值的追求，產生思想偏差並反映在行爲上。

這些有偏差行爲的學童，他們的母親對子女語文力的描述，有一個共同的特點，即是說：「我的兒子比較不善於想像，不喜歡閱讀，不知道怎麼樣寫作。」或者在行爲管教上說正值青少年叛逆期，不易接受說理方式的教導、無法溝通。當孩子心理發展有危機的時候，父母也常不知所措，仍以威權方式管教，對人性心理的理解是無知的，無力協助兒童發展出健康心理特質，不知道如何與孩子有正面話題的對談，常使問題日益惡化，演變出親子對抗的局面，破壞家庭的和諧。所以我雖然不能肯定每一本童話故事都具有很高的藝術價值，但是我可以肯定地說：想像是藝術創作的元素，繪本是兒童的文學，不論是故事體的童話還是詩歌體的兒歌與童詩的創作，既然是文學的藝術也就必須想像，經常接觸具想像的文本，不論兒童或父母都可以學會幽默看問題，詼諧口語溝通問題，有助於家庭親子關係的互動。

兒童在小學三四年級之前，可謂想像力發展的黃金期，專注而敏銳觀察事物特徵，能對有形與無形的生命表示尊重，生活中一花一世界，能從大腦影像輸出無數創作的材料，欣賞影像戲劇的時候，能知道故事的推演都是經由情節做串連，情節又藉由不同時空的轉換讓劇情高潮迭起，可以從故事手法、在對話之間、在舉手頭足之間、在一個眼神一個動作之間，領悟哲理做表達。於是繪本的美用象徵做形式手法，有文學美的暗示，美的情感、美的精神、美的觀念，種種的美它都透過象徵深入到人的心底，喚醒良心的聲音。

至於如何由象徵進入美的這條路徑，沒有必然有效規律或法則，讀者怎麼樣去感知及認識也無定律，繪本故事創作只在於掌握兒童的審美方式，如何將經驗意義化，讓故事因為能帶出情意而有價值，再由主觀感覺並與生活融合形成概念。在閱讀時接觸文藝美的剎那，在偶發的任意情態下興起感情、知覺、想像，最後讀者可以在淺易的故事語言所留下暗示，經由故事脈絡找到與自身的情感體驗做關聯。所以繪本不僅僅是故事藝術創作，更是人性寫照充滿啓發感知覺的創作，富多重形象思維、多元詮釋的意義，讓每一個閱讀者都可以依自我知識經驗的理解，認識自己也認識別人，而且閱讀時會自然將心理意義提升到審美的意義。審美是超越現實生存的理性思考，可以突破心理原始深層的意象，透過想像創新自我的意識，讓精神心理的世界得以解放、得以平衡。繪本自然啓發人性中被挫折纏繞得已麻木的感知覺，為混沌的心理引導出眞實思想與情感，進一層藉美學整合介入人心引起共情，對自我情緒做調節而感到被理解的快樂。

兒童欣賞圖畫故事時，兩眼目光專注在圖畫的形象上，靜觀皆自得的模樣，時而會嘴角上揚露出一抹的微笑，這時應該是在享受美感之餘心靈得到和諧，審美快感再次給精神帶來的愉悅，也許體驗想像趣味再次有美的感覺吧！因此兒童看繪本的美，絕對不是感官直覺主觀美或不美的認定。圖畫書創作有畫作者將生活寫實的物象，應用象徵手法透露時空變化下的情境，使閱讀從具體圖像透過想像進入寓喻的內涵，感知觀察時間與空間的改變，從眼前所知進入抽象思維，建立發展時空智慧。這也是由視知覺的延展進行心智訓練的一種途徑，這種心智沒有被啓蒙的兒童，閱讀沒有文字只有圖畫的繪本，若要求自編故事就會缺少擴大聯想，無法表現閱讀的延展力，其結果是無法做創意思考表達，縱然看很多書的兒童作文也不會寫。

㈢ 無法看圖說話想像障礙

在小學低年級語文課程，學校老師會在課文閱讀之後，要求學童看圖說話寫小短文，這時會發現不是每一位兒童都能看圖說故事。老師會很驚訝地問：「自編故事是人的潛能，為什麼低年級學童，看圖說故事不定語句簡短，再不就不知道說什麼呢？」為了回答這個問題，我以《追追追》這本故事做教學分享。

我想……赤羽末吉，生於1910年東京神田，有長年旅行雪國的經驗，住過中國的大連，去過蒙古，寫牧羊少年與白馬的故事。《追追追》（圖4-2）這本圖畫書創作，以「很久很久以前有一個旅行的人」拉開故事的序幕，從此故事情節發展只有圖畫，其間語言少到只有「我追來了！哇！快逃！」及結語的一句「終於追到了！」這麼簡短的語句要怎麼樣說故事呢？對兒童而言是不是只須知道「旅行者衣服上的鳥被惡犬驚嚇而脫逃，旅行者趕緊追回這些逃走的鳥」就自然依循圖畫暗示及自我的知識經驗做判別，隨著鳥兒飛行移動時空重新創造新的《追追追》故事呢？在實證之後有幾個結果：

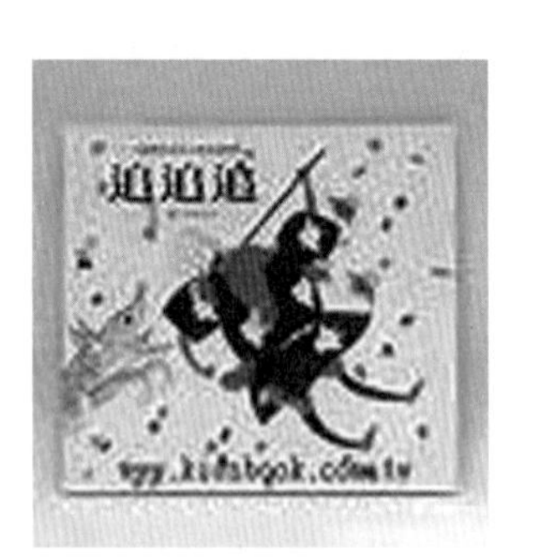

圖4-2 《追追追》

一對兄弟可以分別用六到八分鐘的時間即席說故事，一位小女孩可以用六十分鐘的時間，獨創編造四百字的內容，有兩位小男孩能依引導，注意到圖畫頁與頁之間的關聯性、仔細觀察故事隨鳥兒飛行有時間與空間的變化，能注意不同的時空有獨特的材料，多一點想像增加內容使情節充實與生動。

還有一位小朋友能一面看圖畫進行故事形象思維，從圖畫的四季顏色特徵找到時空變化的事物做聯結，在角色對話中表達心裡內在的感受與情緒，寫出完整有趣的故事。在故事的結尾思考鳥兒四處飛翔想追回很困難，爲什麼故事結語是「終於追到了」這是怎麼做到的問題。他說：「馬兒身上的花紋被風吹到旅行者的眼睛上和腦門上，鳥兒覺得他很漂亮，就回到了他的衣服上。」

最後有一位小女孩儘管提醒說故事的技法，雖然能口述流暢表達，但是感覺像流水帳一樣，內容沒有細節的表述，要求再觀察一下細節，就說不知道要寫什麼。母親引導她：「旅行者爲什麼要一直追趕小鳥，小鳥是旅行者的什麼人？」這時才恍然大悟地說：「小鳥是他的朋友。他想讓那些小鳥趕快回到自己的身邊，不想和小鳥分開。」這個實例驗證經幾位六歲兒童閱讀圖畫書後，出現不同說故事的反應因素做以下幾個歸納：

1. 《追追追》沒有文字只留給讀者看畫說話的內容，爲什麼在閱讀只有圖畫內容的繪本，兒童會出現無法將故事編造得完整合於邏輯，無法生動想像高潮迭起情節的困境。影響自編故事的潛在因素是什麼？說故事是創造性思考的能力，能創造性思考必然已經有足夠知識經驗做基礎的準備，有心智慧力將過去的經驗加以組織後進入構思醞釀階段，在靈光乍現下突然領悟豁然開朗，由感性情意的開始逐漸以理性思考做段落結構安排，故事才有可能縝密完美具可看性。
2. 自編故事是創造思考的心理活動，必須從已知現狀超越到未知，思考的要領是從象徵符號做知識經驗組合應用，或從一個關鍵問題找到前後關係的聯結想到解決方法，最後轉換成語言表達述說。創造思考要懂得如何思考，還要有獨特觀察的思辨力，更要有擴大聯想的能力，幼兒用感官直覺認識世界，凡事都要親眼所見、親耳所聞、親身經歷才能理解，還不能應用圖像或語言進行抽象思考，不能舉一反三有變通力，心靈在感受畫境意義後，不能有獨特想法說自心的感覺，期望兒童說故事有多變化的情節，這是對兒童發展的不了解。

3. 繪本圖畫和語言文字一樣具有意義變化性，有外延的意義，讓人一看就明白不會產生任何誤解，還有一個內含的意義，也就是所謂的言外之意須多做聯想的內容，《追追追》的外延內容讓多數兒童能看圖說故事，至於無法說出內含意義的兒童，不是因爲圖畫讓人有難以形容或言無法盡意的緣故，而是兒童本身無法發揮從具體形象多做聯想表達，或自我設限不思考如何傳達圖畫裡無盡的思想和意念所致。

4. 兒童有自編故事的天賦，能從故事頁與頁之間關係做聯結，發現其中貫通的關鍵就能豁然開朗對故事情節產生頓悟。《追追追》用顏色做時空變化的暗示，兒童可以從圖畫顏色與樹上所生長的果實做季節變化序列，一頁一頁將圖像符號做連貫性的組織，在說出故事結構的過程，表露內在對生活認知的概念。無法自編故事的兒童，有時是因爲對零碎符號及過去的經驗無法做邏輯性組織，無法從需要解決如何「終於追到了」這個問題，做關鍵性思考產生領悟提升語言表達的層次，所以如果缺乏從圖像做邏輯思考運用能力，在組織成段落時就無法用語言表達出符號的意義。

5. 兒童有自編故事的能力，故事能否編得順暢有情節是需要學習的，人與生俱有說話能力，能從聽開始刺激大腦的語言中樞發展語文智慧，領悟抽象的語言符號，自創多變化的自我語言系統，兒童就能以獨特的說話邏輯創造故事。但是這個邏輯如果不被自以爲是的成人所認同，天馬行空自編故事的內容一再被成人否定要求改變，表達創意的自信受挫折，也就不願意創意思考說故事。

6. 兒童不會自編故事的背後有很多因素，但事實也證明經常提供兒童閱讀想像的繪本，兒童的聯想力會發展得比較突出，而且可以掌握圖畫書編輯方式，從每一張圖都有一個情境，連續編頁的幾張圖畫當中，串成前後因果關係產生概念，如果能同時注意到內容的流暢性與節奏感，兒童也能從圖像造形、色彩、肢體狀態、動作表情、圖畫所傳達的意念，好像觀看戲劇演出，產生有聲光影像立體實感的文學趣味。

7. 看似每一位兒童都會的看圖說話，學童三言兩語不知道如何說故事，類似這樣的兒童在家閱讀，通常處於自學的狀態，在沒有專業老師的指導下靠自己的能力理解故事內容。雖然閱讀圖畫不像閱讀文字，容易被詞義的片面解釋局限思維層面，如果想像力沒被啓發，思維就會陷入單一片面膚淺的表面化概念認知。

爲對無法自我發揮想像力，或者只會看圖說故事大意，無法再多一點閱讀感想心得表達的學童，繪本導讀必須提供自主學習的機會，進行閱讀能力補救教學。自主學習與自學最大的不同是「教」與「學」者互動學習，以學童爲主導，老師居輔導地位，在有規劃的系統下，協助展開閱讀班級活動，發展學童自我建構閱讀的內在能力。把「學」的工作交給學童，讓學童由學習的準備開始，即能不斷自覺意識到學習的責任與重要，積極主動爲達成學習目標，思考計畫怎麼樣閱讀能提出問題與人對話溝通，還可以不斷自擬問題，知道如何從閱讀中對文意做評價，以及有意義地回饋，指導隨時發現自我應該如何調節表達知識經驗，使能與文本的話題結合，在重組過程中重建自我陳述問題的效能。

對於看圖完全不會編造故事，無法建構陳述問題障礙的兒童，我想從大腦醫學探究。法國著名外科醫師布魯卡，是第一個發現人左邊大腦的前面部分，有控制語言發出聲音的功能，這一區就叫布魯卡區。在與布魯卡區聯繫的地方，位於大腦左邊中下部位，靠近聽覺中樞神經的地方，它專門處理聲音接收與理解的工作，這一區由德國神經分析學家維尼克所發現，因此命名爲維尼克區。維尼克區的左下方，有一個叫「尖形腦回」（angular gyrus）的語言中心，它可以將視覺的材料轉爲聽覺的材料，它可以把事物、事物名稱及口語表達或書面表達的形式聯繫起來，並將聽覺的形式儲存起來。大腦左半邊雖然設置有布魯卡區與維尼克區的語言中心，但是必須透過叫「拱形神經束」（arcuate fasciculus）的神經，負責聯繫布魯卡區與維尼克區後，人才能從接收到語詞的聲音進行語言理解而有正確語言表達。

由此可見大腦的神經是分布在不同區域卻是相互聯繫的，人如果從聽的聲音，或從看的文字符號訊息，要能理解語詞的意義到應用，是需要經過神經不同路線的聯繫合作並做轉換的。語言聽、說、讀、寫的應用，在大腦語言中心相互協調聯繫轉換過程，如果其中一個神經元受損，語言應用能力就會受到影響出現障礙現象。例如兒童大腦受損的區域是在布魯卡區，將會出現表達紊亂症，說話出現緩慢吃力、不流暢、不清晰的障礙，書面語言會出現語法不通、語句不能連貫，無法用連接詞或介詞將單句以上的複句表達，在書寫的時候讓上下語句連貫有完整語義，或難以將複雜的句子轉換成交際訊息。如果兒童的大腦維尼克區受損，會出現「理解紊亂症」，這類兒童雖然口語表達流利，但是對於語言詞彙意義以及語法結構的判讀會出現困難，這也就是閱讀理解障礙。這種障礙不容易在口語說話中被發現，但是它會造成書面寫作的造句困難。因此當一個兒童在作文的時候，不會用語詞造語句、將單句組織複句、寫完整的上下文，這當下可以合理地懷疑該名兒童，左邊大腦的語文區可能出現受損的後遺症，可能已經有閱讀理解困難，有語詞造語句的困難，未來或許導致會口頭說話，卻無法轉化爲需要具有較強結構性的書面語言表達，所寫的報告常不知所云、語序零散、思維邏輯跳躍難成系統，在與人溝通上出現有聽沒有懂的困擾。

兒童左邊大腦語言區若受損，語言在正常發展階段會出現遲緩，統稱爲「語言發展遲緩」。左腦語言區受損的兒童可能對訊息分析產生障礙，但是人的大腦右邊也有協助處理訊息的功能，如果左腦與右腦能協調合作密切，語文障礙或遲緩是可以改變的。因爲右腦對語言的表達和理解的功能雖然很有限，但是由於右腦不在語句和語法上做分析，而是以非語言的概括性方式處理訊息，從視覺空間進行分析，以整體性的方式做物象形體的辨識與訊息意義詮釋，所以縱然左腦語言受損，仍可以經由右腦視覺空間功能發展表達力。而且大腦神經語言學研究發現四歲兒童只要有發聲說話的能力，就可以流暢使用語言進行生活交流，但是經過十幾年以後，人的智慧通常會遠超過語言發展無數倍，這說明語言和智慧不是齊頭式一致性地發展，於是有的人很會說話卻智力平庸，有的人沉默寡言卻能夠冷靜思考解決不同的問題。

上天賜給每個人有口語說話的本能，卻未必讓每個人都有良好智慧應用在語言的表達。兒童語言發展和思維能力都是在現實生活中獲得，發展過程中兒童必須從語言中學習語音、語法、語義的理解與應用。有良好語言理解和語言應用能力的兒童，比較能經由語文思考語文的過程，從具體感官可見形體的認知，向更高邏輯思維或抽象思維發展，在這個階段的兒童可以藉由具體圖畫做形象思維發展語文表達力。以沒有口頭語言能力的聾啞學童爲例，聾啞學童可以用圖畫或手勢及表情傳達心裡的意象，但是由於語言應用會受到手勢與表情的局限，書寫語言從具體向抽象思考的過渡，無論深度或廣度都比正常兒童困難，智力發展也比正常兒童低下，語言系統發展社交能力也不高。但是聾啞學童左腦語言區，聽與理解因受損而障礙，卻可以將對生活的模仿動作內化後，想要體現心理活動意象，以右腦補足聾啞學童概括性能力不足的缺陷，用圖畫及手勢語的符號傳達訊息作爲與他人交流的方法，右腦發展得到良好的啓蒙，特殊教育中常造就出許多聾啞畫家而科學家卻幾乎沒有。

語言習得學家列寧伯格（Lenneberg, 1921-1975）1967年曾提出「語言關鍵期的發展理論」，認爲兒童在兩歲以前左右腦具有同樣的功能，沒有受損的另一半大腦可以代替受損的大腦接管語言的工作。兩歲以後大腦重新組合的功能就開始退化，進入語言關鍵期直到青春期，左腦處理語言的機制會更爲成熟。另一位克萊（Krashen, 1973）也有同樣的理論，他認爲五歲大腦就不再有重新組合的功能，所以人的大腦具有可塑性，能越早刺激越好。

肯斯布（Kinsbourne, 1975）認爲，人如果擅長左腦的思考，右腦就會被壓抑，左腦受損右腦可以取代，然而長期不刺激應用右腦的功能，右腦的可塑性也會消失而無法發揮作用。但是現代神經科學已經證實想像可以活化大腦，人的大腦需要活化才能有創造性思考，讓大腦結構改變，每一個小小的思想可以改變生理的狀態；

更認爲想像和實作是一體的，想像會使人聯結現在、過去、未來，使對生活有整體性認知，讓心智表現得成熟有理智性，思維的結構顯現層次性，更懂得如何改變思考而改變行爲。因爲想像雖然是直覺經驗與情感或欲望的幻想，但是在虛幻的想像裡，想像會自然與象徵聯結，象徵又會自然讓人的主觀進入文化與現實生活環境體系聯結，在想像中創造自己的另一個自我，使人的社會性與文化性實現，人的侵略本性得以自我規範和約束。

眞摯情感的故事富文學藝術性，間接擴充兒童生活經驗，啓發兒童智慧，培養兒童品德。能鼓勵奮發向上的作品，可以發揮陶冶性情的作用，具學習價值。所以談審美教育功能理論的教育家奧圖（Gunter Otto, 1927-1999）認爲傳統過於偏重以語言爲溝通的方式，藝術具提供另一種溝通形式的功能，藝術將符號、圖形、聲音、顏色納入溝通形式中提供很多訊息，既能訓練人表達的能力，同時能改變人溝通的方法。更因爲藝術經常呈現各種不同的觀點和採用多元的表達方式，能夠培養容忍的態度，尊重他人不同的意見。如果能對學生進行藝術審美教育，學童可以從藝術中區分理想與事實的不同，並且理解現實生活中事實存在的意義。除此藝術具有導向社會的功能，藝術學習可以豐富社會生活經驗，對學生適應未來社會的幫助很大，所以故事導讀是帶領兒童發展想像力，應用審美教育協助對「人」各方面發展的一個利器。

五

走入圖畫看懂藝術

㈠ 為什麼圖畫藝術詮釋錯誤

繪本是文學與繪畫藝術的結合，談及教兒童閱讀藝術，有的人說：「繪本畫的是兒童畫，手腳都不一樣長，可以算藝術嗎？」有的人說：「繪本故事語言口語化，童言童語也算文學的藝術嗎？跟兒童談藝術會不會太高深，我們成人都不一定看得懂藝術，怎麼樣能跟兒童談繪本藝術呢？」還有的人說：「千萬不要帶兒童到美術館，兒童是看不懂什麼是藝術，跑來跑去破壞欣賞藝術的雅興。」兒童看不懂藝術嗎？成人就真的能看懂藝術嗎？

約翰．席斯卡（John Scieszka）和藍．史密斯（Lane Smith）創作的繪本《藝術在哪裡》，內容非故事體，簡短的語句寫在美術館看見的事實，說有人儘管藝術已經呈現在眼前，還不停地問：「藝術在哪裡？」看著圖畫也只會說：「多美妙的構圖呀！顏色用得真好！這幅畫有豐富的想像，色彩濃烈，有強烈的感情。」遍尋不著藝術的最後，也只好在具體呈現摸得到、看得到，標示直昇機重量與飛行時數下寫：「設計師本人是畫家也是詩人，這件漂亮的作品既優雅又實用。」當下以懷疑的口吻問：「這是藝術嗎？」如果我們說生活就是藝術，或說藝術就在生活裡，爲什麼看不懂藝術呢？大家都會說藝術大師羅丹給我們一個答案：「這個世界不是缺少美，而是缺少發現美的眼睛。」其實人不缺發現美的眼睛，而是缺少審美教育指導「怎麼樣看見美」。這種人在美術館屢見不鮮，這不也意謂成人不見得知道什麼是藝術嗎？

成人經常到美術館欣賞名畫，有人以「童話般夢幻」形容夏卡爾作品的想像力，稱夏卡爾：「作品充滿詩與夢境是超現實主義的畫家。」但是這種說法，夏卡爾否決了，並且說：「很多人說我的畫是詩的、幻想的，錯誤的。其實相反地，我的繪畫是寫實的，只是我以空間的第四次元導入心理的次元而已。」他又說：「我不喜歡『幻想』或『象徵主義』這類的話，在我的內心世界，一切都是現實的，恐怕比我們目睹的世界更現實。」夏卡爾如此爲自己寫實的畫作澄清之後，我們思考廣大成人讀者，閱讀名家名作爲什麼也會有這樣的誤解？

夏卡爾是猶太人，童年在俄國人的歧視下透過母親賄賂得以讀中學，由此接觸音樂與繪畫的藝術，並且以尋找「生命意義的行業」作爲未來的人生志向。小學在書本看見插畫便模仿想像重組開啓繪畫之路，最早是從寫實的畫開始，黑暗的木屋演奏小提琴，牛、羊、雞、馬，都是與他一起生活的主角之一，他把少年時期對家鄉美好的體驗全部畫入《鄉村與我》的作品裡。描寫戰亂生活對家鄉美好的體驗記憶，全部畫入《鄉村與我》、《汶斯的幻想》，畫宗教力量走出戰爭恐懼以《雅各之夢》表達渴望獲得祝福的心。這些作品都是夏卡爾成長心路歷程，因戰亂透露不爲人知缺失體驗被剝奪的心理意象，刻骨銘心留存於心底。缺失性體驗對於任何微弱刺激都會產生高度敏感，而且容易有錯覺與幻覺的意象在心裡出現。對一般人而言，由於不懂在精神心理上做調適，會容易造成對現實不滿的憎恨，但是作家卻能夠將壓抑在內心深處沉重負荷的痛苦，在創作藝術思維裡能從自己身心的創傷感悟，將其與常人有異的不幸視爲超越外物不可言喻的美，於是藉由想像應用各種表現手法形式，將其內心複雜的體驗感受供其讀者玩味，並且由此體驗注入到所處的社會，放眼到時代全人類，內心淨化成爲崇高體驗。

心理學曾經研究體驗與創作關係，因爲體驗不是從知識獲得的經驗，體驗是在生活中的某個特定環境，某個情境下與心聯繫產生心理的反應，它隨著環境與活動經歷會不斷生成並做變化與更替。體驗在生活實踐裡生生不息，人在被新的環境刺激以後，心裡既有舊的圖式會做改變，有的被同化，有的順應產生新體驗，各類型的體驗在不斷被同化與順應過程，對人的個性、氣質、思維方法、審美心理的結構，會起到充實和昇華等發展。研究發現生活中人身安全、生活穩定、免遭痛苦等基本的心理需求不能滿足，有被剝奪的感覺時會出現缺失性的體驗。缺失體驗對於藝術家而言，有時是創作靈感的泉源，當藝術家把缺失體驗轉化進入作品，作品會染上眞實而獨特化的生命色彩，變得眞實有感動的吸引力。作家的缺失體驗會轉化爲崇高體驗，崇高體驗不容易從圖畫形體與色彩「看」見，如果讀者沒有高尚的心靈，對作者心靈所要傳達的訊息，不能有一定程度的理解，就無法從作者崇高體驗做感知，對名家畫作就難以明確詮釋。

(二) 理解繪本圖畫創作心理

成人對世界名畫產生錯誤理解是因為無知，同樣因為對藝術的無知，憂慮學齡的兒童閱讀繪本故事充滿幻想會太幼稚。他們不知道繪本在先進的國家，以及思想觀念先進的畫家主導下，除了不以黑暗恐怖，或具色彩鮮亮、情節過度強烈對比故事，影響兒童的心靈之外，繪本的圖畫與文字都和諧搭配呈現整體設計。風格獨具的繪本，也不會刻意為哪一個年齡層的讀者而畫，誠如布萊恩・畢格斯所言：「我會避免太刻意地去想自己是在為兒童畫畫，也避免看太多童書，因為我不想因此受到太多的局限。」有此類似想法的還有史提恩・霍爾也說不會太考慮兒童的年齡：「我盡可能以正確的方式表達故事內容，經驗告訴我，孩子對他們不了解的事物並不會感到害怕。」

這兩位創作者的例子，說明繪本的內容不會是純為幼童所寫，而是適合不同年齡的讀者閱讀。如果這樣的說法仍不能解除成人對繪本圖畫想像影響兒童心智的疑慮，我們再看來自澳洲，在童書領域最具想像力創作的藝術家陳志勇怎麼說。他說：「剛開始有人要我畫童書插畫時，我對繪本認識不多，而且存有跟多數人一樣的偏見，認為那只是給兒童看的，不是一種提升藝術或智力教養的藝術形式……」後來他認為：「不必考慮想像的物體本身是不是就有意義的隱喻，或具鮮明的意義，身為藝術家並非試圖掌控題材或是讀者，而是要經常評估這些突然產生的神祕想法，並將之表現出來。」這時我們應該可以很明確地說：閱讀繪本不全是無意義的幻想，而是更多藝術家以事實結合虛構的手法，在圖像中營造一個讓兒童讀者能理解的世界。

我們的教育向來重視認知與邏輯與記憶推理的訓練，學童習慣從具體形象做理解，在疏於對浪漫主義充滿想像的審美教育做培養下，始終以爲想像是天馬行空、無中生有。這種錯誤觀念沒有得到糾正，使學童無法對感性的認知做探索。我們幾乎不知道美是完善人感性認知，美的學習可增加理性與感性的體驗，審美是知覺的發展，內在精神心理的活動，可以經由藝術來認識現實客觀世界的現象，審美是對象外在形體的直觀，不是從概念認知而來的。審美能力需要透過教育及自我學習，並且需要在持久的文化中發展，我們過去升學主義掛帥，缺少審美的教育文化，雖然人有視知覺與聽知覺就有審美能力，但是和藝術美學仍是保持距離。

繪本美學在圖畫上能讓學童視覺、聽覺、感覺得到美的吸引力，在故事中也能讓成人讀者用心感受到創作者的風格，以及故事中濃厚人文色彩和人性的溫暖，這些都是在天馬行空想像以外陶冶人性看不見的價值。遺憾的是沒人問及：繪本創作者是怎麼做到呢？當我聽見伊莎貝爾・凡德納比說：「我不是個善用語言表達自我的人，而偏好用影像來說話，周遭的許多事物都會給我啓發，而這些瑣事也讓生活變得不同，我喜歡把這些情形放進畫作裡，故事的『主題』有時並不那麼重要，而只是用來當個引子，述說著更多其他的事情。」我想繪本藝術家的自白，認識繪本是藝術家將生活的瑣事，以藝術手法引起讀者的注意。我們要告訴對兒童閱讀繪本感到憂慮的成人，兒童閱讀繪本也確實並不關心主題故事要說什麼，他們有時不需要經由成人的引導，也能自然地進入圖畫世界展開視覺思考。

所以我經常想這麼一個問題：在聲光影像充斥的科技化世代，成人覺得兒童無法專注，懷疑兒童是否有能力看懂藝術，有什麼方法帶孩子進入繪畫展廳，兒童能聚精會神從喜歡「看畫」到「看懂」畫裡的話？我還常想：凡事眼見為眞嗎？黑白顚倒濁世之言，還能聽明白、看懂存在危機的現象，這個人有智慧，想必有淡定的心。人要如何能由定產生智慧？生活中可以有一個簡單的方法，就是走進藝術展場。在紛擾的人群中，當聽見大家都說「這畫好美」、「這盆花插得眞好」，這時如果能靜默地看出為什麼美、怎麼樣好，吸引眾人目光的獨特之處，這個人就已經從看見到看懂發揮視覺思維能力，漸漸長智慧了，心也會慢慢專注而安定。這樣的方法適用兒童教育，訓練兒童的專注閱讀的能力，發展兒童的視知覺與心知覺，培養有較高空間智能的兒童。

㈢ 兒童如何理解圖畫世界

我想……從《老鼠阿修的夢》（如圖5-1）再說「看懂」圖畫藝術對兒童的影響，這本故事虛構的角色有寫實人生，經歷求學、戀愛、創業的三個階段。阿修求學時有爸爸媽媽要他當醫師的期望，卻在一次戶外教學參觀美術館的畫作時，發現畫作的主角都是老鼠的生活，還能夠在畫作看見未見過的生活事物，頓時彷彿神奇的創作。畫作的欣賞開啓阿修的新視野，由此立定志向當畫家，同時也在美術館有了豔遇，不久在「愛」的滋養中出現美夢，於是勇於追夢終於成家立業，努力自我實現當畫家的夢。這是以物擬人仿照生活寫實直接敘述阿修平凡的生活故事，內容沒有太多高潮起伏生動情節變化，語言淺顯易懂，不需要導讀兒童就能理解。

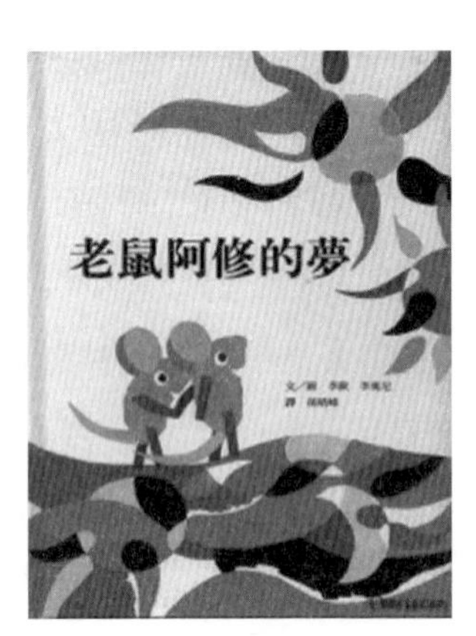

圖5-1　《老鼠阿修的夢》

知道、明白、清楚，都可以作爲「理解」的解釋。多數兒童閱讀繪本的「理解」能知道故事大意說什麼，不用太多的導讀，自然而然地明白阿修要自我實現畫家的夢想需要不斷努力。從故事中也清楚知道成名以後的阿修，因爲「有人問他，那幅畫叫什麼名字呢？」什麼名字？阿修笑了，好像他從來沒有想過這個問題似的。阿修說：「我的夢。」幼童能如此回答是因爲這個故事的語言符合三至五歲兒童聆聽，它就像繪本畫家約翰．伯寧罕（John Burningham）說：「如果想成爲一位成功的兒童作家，你就必須能跟特定年齡層的人溝通，而我的心智年齡始終停滯在五歲。」故事導讀是作者與讀者之間的橋樑，當連幼童讀者都能說出故事內容大意時，導讀者經常不知道這本《老鼠阿修的夢》，還能夠如何發揮它的藝術價值與影響力。

兒童接觸畫作從塗鴉構思前期開始，這時期由於腦、眼、手不協調又無目的任意畫線，畫得雜亂又稚氣，一邊畫一邊自言自語爲線條取名，在不斷畫出實物的形象輪廓發展形象思維，並將自我感受與經驗體現在圖畫中，不同情緒以最自然的方式抒發，在自我調整心境中感到輕鬆愉快。畫畫時也能因爲對生活覺察發展較敏銳的感知能力，在語文尚未發展完善之前，透過畫畫象徵表達心裡的感受，同時也在欣賞童話般的圖畫書，與畫作角色進行精神心理的交流，或者從圖畫形象展開推理擴散性思維。進入象徵期到圖示期都不太會注意形體的完整，往往按照自己的願望，任意誇大所畫對象的某一部分，形象比較粗劣，與實物相差較遠，爲使他人明白自己在畫什麼，會在圖畫空白處寫幾個字，補充畫面未能表現出來的意圖，當兒童進入繪畫寫實寫意期的時候，自己所畫的圖能有事物結構，並且能理解閱讀圖畫情境意義。

不同年齡的兒童所畫的圖雖然結構不同，但是每位兒童閱讀圖畫都會產生移情的心理活動，將自己變成故事的主角，將原本的故事重新改寫，也將個人對事物的情感與認知融入，發揮個人創意思考的獨特性。這是閱讀繪本圖畫後幼童對文意理解的轉化，更是精神心理的呈現與昇華，這也是讓兒童由畫的理解進入語文應用訓練的啓蒙。對於不能文字書寫表達情意的幼童，以圖畫眞切傳達故事，沒有說的語言，將文字所留下的想像空間，透過視覺思維引導，使對畫作意義的理解更深入，這樣提供一個可以發展右腦創意思考的機會給幼童，除了可以預防語文發展遲緩閱讀書寫障礙之外，同時也開闢了一條關照幼童精神心理，極爲簡易發現兒童情緒的途徑。

老鼠阿修因爲到美術館欣賞畫作，找到自己未來人生的方向，繪本閱讀進入故事思維之後，如何再深一層觸發閱讀者的心理感知呢？有的老師會讓兒童換位思考，如果我是阿修，感受體驗自我實現當畫家的滋味。繪本畫家有童心，在閱讀時引導對個人志向的思維，導讀故事有老師以分享討論「長大以後我想做什麼？」增進對各種職業的概念理解。因此對於學齡後的兒童，藉《老鼠阿修的夢》做範本，「臨摹」觀察老鼠的線條，畫再生的新老鼠，有排著整齊隊伍開步向前走的老鼠，有老鼠坐著欣賞畫作的背影；「改變」美術館一幅畫的設計，繪本的空白處自由「增添」生活的素材，「創意」改寫阿修人生的故事。再由故事導讀繪畫促發兒童觀察延伸創意思考，引領學童在「畫心裡的話」中將自身經驗聯結起來，自我解釋「改畫」作品的新意義，也解釋了自我生活經驗的體驗感受。這樣做的目的，無非是兒童的思想能通過對他人的認識，超越眼前所見認識自己，將個人獨特的體驗經過思考、整理、表達而外化出來，更客觀看現實生活。

繪本藝術創作，可以作爲藝術人文教育應用的教材，讓兒童做自己的主人，思考有彈性能開放心胸在藝術中學習，讓兒童在閱讀理解文意之後，能從作品表現的形式與體態，善解語言內在的精神，以及語言中隱含生活的道理，日後較能活化大腦的思考方式解決不同問題。有變通的思考力也不執著、有偏見，不使自我陷入所見狹隘的知識，能思考改變自我的思考，有辨識事理眞正本質的能力，詮釋意義的表達力。爲達此教育目標，繪本導讀必須跳脫簡易說故事的模式，應該有發展兒童閱讀素養導讀的結構式。這個結構以繪本爲核心，從聆聽進入感知發展專注力，從閱讀刺激圖畫或文字語言感知覺，進而由語文思維語文，言說主題意義的內容，能整合經驗與體驗，有豐富充實的表達就能體現閱讀素養。

繪本圖畫書創作者一致地說：「圖畫書就是藝術。」美國作家安格妮斯・雷普力爾（Agnes Repplier, 1855-1950）說：「藝術絕對不說教，也不會欣然接受事實，它無法與理論一較高下，也會被諄諄訓誡斷然扼殺。」法國作家朱貝爾（Joseph Joubert, 1754-1824）說：「我們通常在一本書裡，只會看到我們想看的東西，但是在偉大的書裡，心靈會找到空間放進許多東西。」兒童看繪本可以從看見自己想看的事物，還可以用心靈接觸繪本藝術，知道從閱讀繪本中學習看事物微小的差異，更可以從一個動作一幅畫的情境擴大聯想，並與個人的社會交往做聯結，所以繪本就像蕭伯納所言是「靈魂的鏡子」。

繪本因爲能理解兒童在生活體驗的心理感受，用語言傳遞兒童心理的一種現象意義，讓兒童閱讀時還能經由想像移動時空，讓心靈超越現實而快樂，在故事的情境發展同理心，認識自我與他人的關係，間接認識生活，這是寫實的一面；在虛構的那一面，繪本作家像兒童心理學家，以故事超越現實做想像，在具體可見以外的時空去觀看，促發兒童自心本性的覺，具有追求感官價值的同時追求精神價值，包括善的道德價值、美的價值，讓兒童在閱讀故事之後能穿越文字，經由想像填充自己的思想與情感，能從閱讀認識自己與他人的世界，覺察自我的心理情意；覺察在人的直覺觀察基礎上發展，從所見所聞的表象，超越自我的意識概念，超越主觀與客觀。所以繪本欣賞發展美感判斷可以美化人心，這是繪本創造吸引力最至高無上的價值。

西方繪本的美是具心理作用的，這話得說文藝復興在歐洲是一個從封建制度走向資本主義的過渡時期，此時期因爲重新學習古典文獻，有了較大的藝術成就，也有各種不同觀點的文藝理論提出來。到了十八世紀的法國，啓蒙運動以後就不再主張以宗教輔導文學，而是發展出以經驗加上理性思考，使知識系統能獨立於宗教之外，建立道德和美學及思想體系，將美學與文學融合爲主要，不但有寓教於樂與道德教育的作用，而且常有著眞和美、美和善的關係相互交織。西方哲學家亞里斯多德，他肯定文學對現實社會的模仿，認爲依社會可能發生或應該會發生的事做描述，描述一件特殊事件可見其普遍性，在一件偶然的事件可以看見其中的必然性，若能創作得合情合理，文學可以使人的內心得到「淨化」，使心理得到平靜，產生快感，獲得精神享受，這是浪漫主義期望文學藝術能使人提升精神世界的理想，這種理想也深植在西方兒童的文學創作裡。

㈣ 繪本虛實之間深度閱讀

繪本以形形色色的圖畫揭示現實被人們習以爲常、見怪不怪的現象，這些現象的表現手法也許荒誕、虛擬不實，但是並非沒有思想的虛構，有時是爲了創造想像移位時空，有時是爲了逐漸帶領幼兒脫離具象，更深化抽象思考、啓發多元的思考，使能夠從中激發感知覺，在可看見的物體形象裡，看見不可看見的事理，轉化爲可以理解的新意義。這也是因爲繪畫是沉默的，難以眞正從無聲蘊藏其中而夢幻般的精神世界看見它的深度，於是必須用文學的語言，使能知覺畫境中存在心靈那一個新的「我」。當幼童能在欣賞圖畫故事時，將自身投入圖畫故事的情境中，心理隨著作品提供形象和思想在享受美感之餘，也會將自心投入圖畫中的主客體關係裡面，感知「我」與人或與物做生命融合，這時審美快感會因應而生，給精神帶來愉悅，心靈也達到和諧，在想像力激發的過程，體驗想像趣味也會有美的感受。可是當兒童到高年級以後，成爲閱讀繪本的少年讀者時，容易出現以下的現象：

我想……《謝謝你毛毛兔，這個下午眞好玩》（如圖5-2），幾米將它獻給九歲的柔光，故事就以動物園爲主題，故事的寫法趨向散文美學風格，以回憶法寫作，不是一本彩色的繪本，而是帶有黑色憂鬱、孤獨、離別哀傷的愁，因爲：

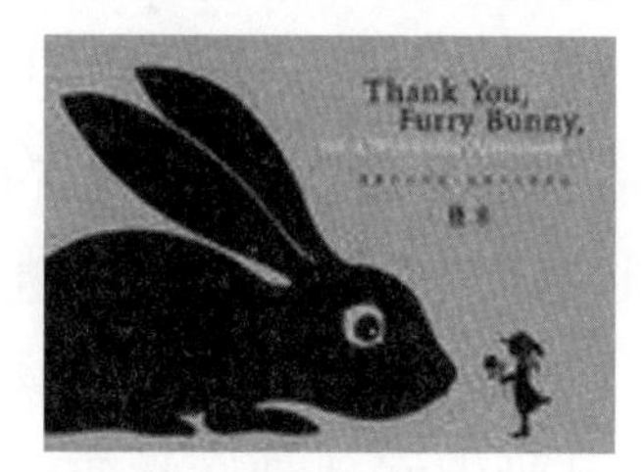

圖5-2 《謝謝你毛毛兔，這個下午眞好玩》

斑馬、老虎和黑猩猩被馬戲團買走，狐狸、犀牛和長頸鹿被私人動物園標購了，所有的鳥類都被放生，其他的動物則趁著黑夜逃走了。才沒幾天，整個動物園就空蕩蕩的像個廢墟。只剩下一隻衰老的毛毛兔。

當幾米敘事的第一段問：「這些快樂的回憶你還記得嗎？」我說臺北早期緊鄰兒童遊樂中心旁邊有一個圓山動物園，它是兒童成長充滿快樂的地方，高年級的兒童即刻代替他的家長告訴我，父親如何和幾米一樣想起「動物園宣布關閉」的心情而憶當年，說雖然臺灣早期動物園經營不善，動物們的命運可能被賣到馬戲團，但是臺北圓山動物園要搬家，父親的心情是快樂的，說當年父親到動物園一定要與林旺爺爺拍照留念的往事，更津津樂道動物搬家爲了過木柵的隧道，園方如何教長頸鹿低頭等等的事都做了事前準備工作，爲了目睹動物明星，臺北萬人空巷等待參與動物園搬家遊行的盛事。

說故事才剛開始，幾米故事段落成功引發共同討論的話題，兒童上閱讀課都是有備而來的，他們會針對文本內容延伸閱讀所需上網搜集林旺爺爺的生平，以及動物搬家的歷史照片，傳達父母親眼目睹臺北動物園搬家的過程，以說歷史的方式佐證幾米所說：「鳥類被放生，動物趁夜逃走了，我媽媽說當年動物們從圓山動物園，搬到木柵動物園的時候，一隻動物都沒少，動物搬到木柵場地大而且設備好，就像當年大家一起爲動物們歌唱的那首〈快樂的天堂〉一樣，動物都很快樂，只有大象林旺看不到牠的妻子時走進壕溝不上來……所以這個故事是想像的不是眞的。」這時毛毛兔的故事後續發展，幾乎無法在寫實的論證聲浪被推翻進入虛擬的情境，這種現象會經常出現在高年級繪本閱讀的課堂，因爲這時期的兒童發展出理智感了，在認識世界與追求眞理的階段，繪本閱讀會以「幼稚」排斥，有所懷疑去看虛擬不實的事。

繪本故事有豐富的也有單薄的，兩者的差異在於故事是否有意義，能否啓動人的意識，解放被禁錮和束縛已久的心結。繪本故事不論以人擬物化，或者是以物擬人的敘事，如果能讓讀者從故事中的敘事象徵找到源頭，並更新對現實或自我的心理世界有新的理解，這就是一個具豐富性的故事敘事；而這個故事的內容必然是連貫，可以開放很多層次的話題，有彈性與讀者做互動，能引發讀者自覺，探索自我在生活中的每一個經驗，重說故事後不再執著原來意識主張。但是這樣有層層意義而豐富的故事內容，也必須有能眞正讀懂文學的讀者。因爲文學創作講究藝術技巧的表現，以及作者獨特創作的風格，如何理解作品關乎讀者審美經驗與審美的態度。對於一位少年而言，閱讀是能看懂故事情節發展，但是未必懂得如何從文學的虛實與情理間，知道怎麼樣看作家與作品的關係，於是我再一次嘗試應用《謝謝你毛毛兔，這個下午眞好玩》和少年讀者用「心」閱讀。故事裡老太太敘說過往生活的回憶，我們先認識老太太以倒敘法寫作：

> 我記得小時候，每個星期三下午，風在吹，白色的窗簾，輕輕地飄了起來，毛毛兔總會準時來到窗外，吹著口哨呼喚我，我們經常一起走進森林裡嬉戲，玩得忘了時間，忘了回家吃晚飯。……

順著故事由此進入散文的美學，指導認識散文是一種敘事也抒情的文體，它的形式不同於韻文的詩歌，不同以特徵觀察想像的童詩，語言應用不同於故事體的童話，在對話中表達思想與情感，而是在平易通俗語言中流露自然的美。「自然」這個詞用在藝術美學，代表童心的自然，用人本有的眞心眞情有感而發，不矯揉造作，不無病呻吟，不做過多文飾雕琢，在不斷情境變化中進行時空的推移，體現作者抒發情感獨有特性的創作。在不拘格式卻要有新奇感的要求下，散文也強調心領神會，或不可言傳只可意會，有「趣」和「韻」味的美。「趣」是審美的感受，「韻」是文句段落結構安排的意境。有了文學創作認知，理解文學以語言文字爲媒介，注重情感的抒發和情境的創造之後，我們再一次與少年們走入幾米這本《謝謝你毛毛兔，這個下午眞好玩》的文學語言符號裡，在圖畫裡感受毛毛兔與老太太當年充滿幻想的童心，找出富有散文寫作的自然美，一幅幅由大顯小視覺感受的趣味，有著平面書寫立體可感的語句，如詩如畫、餘音繞樑的韻味：

……樹林裡的步道像琴鍵般躍動，傳出輕快美妙的樂聲。

我們套住飛翔的雲，在空中和風一起奔跑。

……我們在草原上跳舞，高聲尖叫，天空又清又亮。

我喜歡躺在櫻花樹下，等待花瓣像雪一般飄落，常常就不知不覺地就睡著了。

由於繪本創作並無設限讀者年齡，讀者都可以從以自我審美能力認識繪本的美，所以導讀時只要提供一個自我學習如何認知與表達的機會，並且提出讀後言之有理、言之有物，取代「好美」、「很生動」或「美得筆墨難以形容」一類空泛無意義、無感覺的形容用語，這樣被要求的少年們，可以由孤獨老太太的背影畫面，自我詮釋對老人的關懷，相互表達己見，理解虛與實是藝術表現的技巧，文學所具有比喻、象徵、暗示的作用，目的在引導讀者必要的聯想，使對抽象的情感能有所意會，在很自然改變繪本故事乃虛構不實幻想的幼稚想法之後，對於故事角色的心理多一層認識，關懷人文的想法也延伸出來成爲共同討論話題。

羅蘭·巴特（Roland Barthes, 1915-1980）是二十世紀著名法國文學理論家與批評家，他同時也是結構主義的代表，在1967年他提出「作者已死」的著名理論，呼應他的結構主義思想。他認爲作家將自己的思想理念寫成文本之後，讀者就不應該只圍繞著對作者的理解，忽視作品的寫作是由多重技巧應用所構成，每位讀者都可以從不同角度對文本做不同的詮釋；閱讀不是聽作者說什麼，而是如何看懂語言文字符號背後的文化意涵，讀者可以從文本意義延伸，由讀者多樣性的詮釋才能顯示出文本多元性的價值。因此「作者已死」是提醒閱讀依自己的理解進入文本與各種意義聯繫，從閱讀再生產創造新的文本意義，這也就是要求讀者能有深度閱讀的理解，對自我所認知的文本意義做解釋。「作者已死」是閱讀能力的超越，它必須排除在歷史性作品之外，作品留有可以讓讀者塡補充實的伏筆，它需要閱讀經驗的積累，有相當閱讀素養能在鑑賞時重建內容的空白。因爲深度閱讀理解與解釋，必須集結人最基本的感受，以及內心深處精神活動的總體經驗，能給予彈性思考空間，便能將現在和將來的多種可能，組合成延續性超越時空的場域任意馳騁。

理解與解釋是在現實生活從事世界活動的基本能力，學童閱讀兒童的文學能深度閱讀理解有解釋的能力嗎？這確實是令人存疑的。但是我們發現能有適當閱讀啓蒙的兒童，長期在閱讀書寫所經營的氛圍，能從文字思考文字的閱讀文本能力厚實之後，說明如何在閱讀中理解文本的當下，解釋文本充滿自我的意識；這個意識充滿對問題的主觀看法，有時還會像個文學的批評家點出文本的優劣，此後對文本的挑選偏愛具獨創性、能提供問題思考探索的挑戰性作品；當作品能符合閱讀的期待，又想追求結構更複雜、更有深度內涵的作品，在這過程不斷提高閱讀視野、閱讀審美經驗，閱讀欲望會提升而內心急切廣博閱讀的渴望，就會像饑餓的書蟲一字一句啃噬了可看的每一本書，閱讀的神情也像孟德斯鳩所言：「喜歡讀書，就等於把生活中寂寞的辰光換成巨大享受的時刻。」這剎那間可以看見「作者已死」的事實，而證明閱讀文學不應該局限在作品本身的詮釋，應延及內在心理的體系，將故事中各個元素潛在的關係揭露出來，兒童更能從故事對話中傾聽理解角色的心，從簡單敘事的故事進入語言複雜、情節寓喻深遠、有哲理的故事，因爲同理故事角色起到領悟的效果。

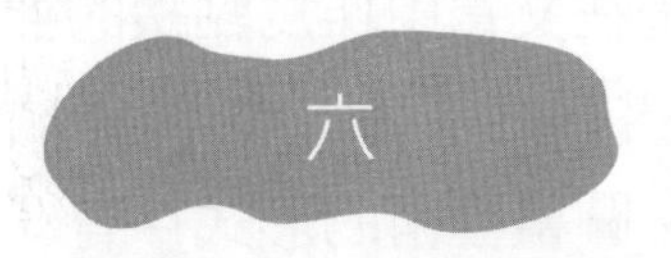

繪本審美讀者反應

㈠ 繪本圖畫多元層次美學

以前我們閱讀故事總會發現長篇文字的邊角有一幅圖，讀者稱它是「插畫」，認爲插畫是編輯爲美化版面設計的小圖。二十世紀的故事書，文字減少，邊角的圖畫擴大到佔據整個版面，日本稱它是「繪本」。什麼是繪本？繪本是「畫出來的書」或說它是「兒童閱讀的圖畫故事書」。這樣說只是點出書的樣式與閱讀的對象，並不是繪本的全貌。因爲繪本有圖畫也有文字，繪本的文體有童話與生活故事也有童詩和童謠，繪本內容多樣性、功能多元性，閱讀對象不受年齡的限制，因此用簡單的語言片面定義繪本，這將無法深度與廣度認識繪本。所以如果你問我什麼是繪本，我會說：繪本是兒童的文學，稱它是圖畫故事書更容易認識它的內涵，因爲「繪」這個字本義是「五彩畫也」，「繪畫文也」，繪本是有畫有文的書。就「文」而言，除了「字曰文」，文也有「文章」、「文辭」、「美善」、「義理」等意義，更重要的是文有「錯畫」的本義，交錯之畫也稱爲「文」。由文字本義做整合，可以概括地說：

繪本是有圖畫與文字的書，繪本用圖畫替換文字說「美善」的「義理」，繪本的圖畫不是在文章中作爲點綴的插畫，因此繪本圖畫書創作者一致地說：圖畫書的「畫」會「說」話，圖畫書以圖畫寫作，以圖畫引導思考。圖畫藝術的形式存有「圖像」、「語言」、「藝術」三個層次，圖像眞切傳達故事沒有說的語言，圖像用藝術的手法，將文字所留下的想像空間，透過視覺使之更具體、更豐富、更有意義。

繪本圖畫是視覺的藝術，很多插畫家或原本從事繪圖相關設計工作者，在從事繪本圖畫創作時都重視滿足視覺感官美的追求，還需要兼顧兒童與藝術的關係這個問題：因爲很多知名的國際專家，都擔憂「現代媒體的對話不斷推陳出新，媒體的語言操控人類思考模式，兒童的童年消失了」。他們注意到不同環境成長的兒童，視覺素養有差異，看世界的角度也差距懸殊，於是提出：「繪本固然需要創意、有新穎的表現，但是不論圖畫或文字的敘述，都需要給兒童具正向生命力的感動，創作的內容不是自己與心裡的孩子對話，要以嚴肅態度考慮兒童的需要做呼應。」因而近代來自西方的繪本，在圖畫與文字間，可見諸多充滿詼諧幽默像動畫般有趣的畫面，讓兒童能愉悅感受深刻的生命體驗。

多媒體科技發達，繪本圖畫創作技巧與美學，越來越趨向精緻化。我們不要以爲兒童年紀小，對於美可能只在於顏色的喜好，或圖畫形體可愛的變化，沒有文字的敘述，兒童就無法閱讀理解故事的意義。其實繪本圖畫的創作者，能掌握故事文字情節的節奏，並依照戲劇性的情節步調順序安排情境畫面，兒童很自然地就能從圖畫美學，進行視覺思維而理解故事。因此繪本既然不是以故事爲主，圖畫爲輔增進兒童想像的插畫，繪本的圖畫已經由配角襯托功能，變身爲圖文對話互動的情境描寫，在圖文交互作用創造了另類的藝術美，讓讀者聽到、看到、感受到藝術背後的人文精神，領悟延伸出自己的思想與情感，提升精神生活的境界，使能了解不同的生活文化，開拓感知覺，培養包容與欣賞的胸懷，對人生各方面的成長，提供滋養的土壤及陽光和水。所以什麼是繪本？繪本對兒童有哪些影響？也許你可以這麼說：繪本在圖像寓喻傳達文學難以用文字表達的抽象情思，潛移默化開啓美學視野。兒童閱讀繪本圖畫與文字裡的意象，能與自我的生活經驗和情感體驗結合，使經由想像做審美情感的表達，不斷體現自我審美經驗。兒童、文學、圖畫、故事，它們看似獨立卻又相互聯繫出緊密複雜的結構，圖畫故事書的創作兼顧兒童與藝術的關係，它是陶冶心性、發展兒童藝術人文的媒材。

人天生有審美想像的創造能力，教育可以協助兒童美感的發展，兒童接觸繪畫藝術，通常不是由崇高莊嚴的美術館開始，而是從自我生活想像的塗鴉之後，在閱讀故事插畫或圖畫書中啓發視覺與聽覺的審美能力。在書店經常看見兒童喜歡席地而坐，閱讀欣賞繪本的圖畫，我問兒童：「繪本的圖畫怎麼樣美呢？」兒童無法回答說出所以然，最多也只會說圖畫得很美。如果問兒童：「這故事爲什麼好看？這故事寫得有趣嗎？」兒童會笑瞇瞇地說：「就是很好看，不信你自己看。我覺得很有趣，反正就是很有趣。」這眞的就像「拈花微笑」的故事，釋迦牟尼佛的名言：「一切生命的眞諦，不靠語言文字而是心與心的領悟。」這話說得好像兒童個個都是神童，知道禪「不可說」似的。但是仔細觀察兒童閱讀繪本故事的神情，確實不用過多的言語說明，就懂得創作者的心眼藏在圖畫故事情節中，用心於圖畫及文字的故事，發掘故事所要表達的心意，自然而然就能與作者用「心」溝通對話做朋友。有些兒童也會從閱讀繪本圖畫發展出畫畫的潛力，也許不久的將來也可能成為插畫家，因為插畫家張又然先生說他自己：「和許多人的童年經驗一樣，瞞著家人偷偷啃漫畫，是我對圖像迷戀最早的經驗，直至今日，那些美好的養分還持續影響著我的創作生命。」

㈡ 繪本圖畫形象思維創作

一本有質感的繪本故事，會讓讀者有餘韻猶存的感覺，為讀者留下多元想像的空間。更重要的是在作家的心靈想像空間與之舞動，在故事的每一頁連接的步調節奏，以及戲劇性轉變的意義，將平面的文字故事意象清楚勾勒出來，讀者的心與作者的心無形間聯結了，繪本會一看再看，看百回也不厭倦。能如此閱讀繪本的讀者用左腦理解文字意義，用右腦閱讀圖畫做形象思維，繪本的圖與話都從平面轉為鮮活、立體有生命力，能促動內心深處的感受。形象思維是用具體物象，由視覺直接觀看後心理產生意象並與生活經驗不同聯結。產生聯想是人的本能，人對事物的聯想或對圖畫形象思維是有差別的，以下是使用同一本繪本，針對不同年齡層兒童做讀者反應的測試：

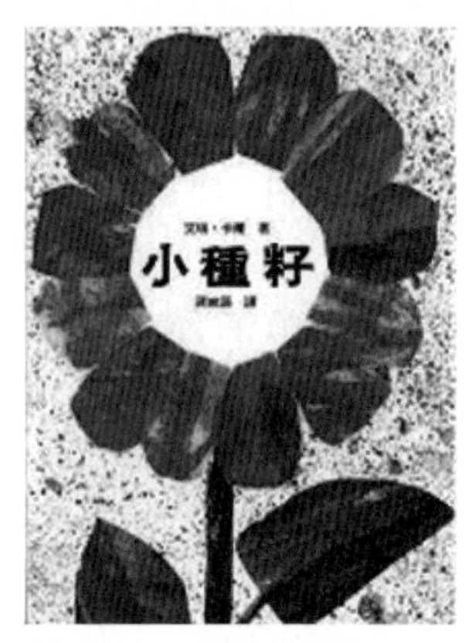

圖6-1　《小種籽》

我想……《小種籽》（如圖6-1）是國際童畫大師艾瑞・卡爾創作的圖畫書，可以用於不同年齡層的讀者，進行圖畫形象思維對生活現象的聯結做創意思維後的發現說明：

1. 一名中班小朋友可以從繪本畫面裡，畫出屬於自己的想像和感動。並且從繪本的畫聯想創作出一朵大大的花。花裡頭出現房子、小汽車、蘋果、西瓜、毛毛蟲、蕩秋千、爬樓梯……的新創意，完全顛覆大人對花的印象。但孩子這種想像空間的創作呈現，有部分的孩童需要有大人的引導刺激，否則就不會有這些幻想。
2. 小學生如果跟著艾瑞・卡爾走進故事的世界，跟著種籽一起旅行，去經驗它開花的過程。看作者如何應用文字描寫花朵的璀璨綻放，吸引鳥兒、蝴蝶、蜜蜂的親近，展現的生命力的同時，如果在此時提醒孩子：不要忘了去發現生活周遭事物的美。孩子可在圖畫書裡，將發現身邊事物的美，經由圖畫促發自己的想像之後，激發出對事物美的感受，並且做生活美的感動與分享。
3. 中學生隨著艾瑞・卡爾進入自然世界，跟著種籽一起旅行，去經驗它開花的過程。如果告訴學童，藝術透過美好的插畫與文字，呈現對自然界，以及生活做幻想的觀察，請學生模仿作者幻想小小的種籽，如何歷經大自然的困境又如何變成花朵璀璨綻放，吸引鳥兒、蝴蝶、蜜蜂的親近，學生們會注意到花的美，是因爲努力展現生命力，所以花足以媲美太陽，人也可以像花生活得很精彩，並提出如何有意義地生活會過得更美。
4. 當高中生以上的學生，理解《小種籽》的創作，不只在於視覺形體顏色的感受，更在文學創作時應用文字設想一個爲生命、生存、生活奮鬥的情境，有生有死雖然對孩子而言總有點傷感，但這種傷感是間接創造出讀者與故事角色之間的一個距離，促使讀者在閱讀欣賞時也引發審美中的同情心理，這種同情心進而會使讀者產生不畏懼環境困難努力克服困境的崇高感。經閱讀而模仿激勵自我時，學生會理性地說：「繪本提出生活的觀察與感動，因感動而體會繪本的美。」爲什麼感動能有美的感覺？因爲藝術就是生活，繪本應用圖畫間接提供孩子宣泄情緒的管道，就像兒童畫代表一個孩子的心，兒童繪本作家不但了解兒童的心，畫出兒童的心，而且還要在創作中融合審美心理學的要素，有時激發兒童道德審美，有時又讓兒童在同情審美自我主體與客體的差異，能意識到如何面對事實環境的殘酷而自覺。

《小種籽》用於不同年齡層的學童，形象思維認知與感受不同，表達的意義也不同，如果應用解構分析文本進行不同層面的故事導讀，讀者會有什麼反應？以筆者教學實務引導爲例：

老師說：秋天來了，大風吹來，把花種籽們高高地揚起來，帶到遠方。在這些種籽中間，有一粒特別細小，比別的所有種籽都小。這小種籽能不能跟上別的種籽呢？這些種籽又會去哪裡呢？

兒童說：種籽最自由，愛去哪就去哪！

老師說：這一段文句時間是秋天，作者說：「大風吹來，把花種籽們高高地揚起來，帶到遠方。」有大風爲什麼不用「吹起來」要用「揚起來」，帶到遠方？

兒童說：揚起來有向上拋的感覺，種籽被風拋向遠方。

老師說：「把花種籽們高高地揚起來」，「們」代表什麼意思？

兒童說：「們」代表種籽有很多很多。

老師說：在那麼多的種籽當中刻意強調「有一粒種籽特別細

小，比別的所有種籽都小」，並使用兩個疑問句的用意是什麼？

兒童說：作者想要我們往下看，特別細小的種籽會發生什麼事！

老師說：《小種籽》以四粒種籽的特性說它不同命運，以飛得高、飛得遠對比小種籽沒有別的種籽飛得高。也用小種籽細小到連鳥兒、老鼠都看不見，在最後以開出巨人花做對比，作者想告訴讀者一個什麼道理？

兒童說：小不是沒有用處的，小也有它的魅力。

老師說：如果思考「小」有什麼魅力，如何說「小」的意義呢？

兒童說：小有小的美麗，小東西的世界無處不在，只要你用心聆聽，認真觀察，就可以發現許多有趣的事。走在樹林裡，低下頭去看，你會看見小螞蟻在辛勤地工作。他們抬起比自己還重的東西，努力地往家中搬。抬頭向上看，你會看到許多昆蟲在天空飛舞。如果你認真去聽，你可以體會到牠們那小得可以忽略不計的嗡嗡聲是一場音樂會。小的美麗並不像大的東西那張揚，它是一種清新的美。就像夏天的太陽，雖然它的光芒帶給了世界溫暖，可會讓人口乾舌燥，而小雨雖然不起眼，卻可以讓人們神清氣爽。世界是那麼地大，美麗的東西又是這麼多，人們很容易忘記那些小東西。可小也有它的魅力，也有它的力量。世界上一切都是一個個神奇的藝術品，請尊重它，愛護它，只要用心看，一切都是美麗的。

《小種籽》不是想像有趣味性的繪本，《小種籽》強調「小」

的力量，如何從「如果」的假想性幻想，由不切實際的虛構性擴散性思維，聚焦在主題中心，指導看懂理解「小」的魅力，轉而認識自我能力有所不足，處在「小」的階段該怎麼辦，再理解「小」的意義就不容易失去自信而自卑，更能追求存在自我心中的目標，有努力自我實現的動力，此乃《小種籽》寫作的目的之一。這個目的並非每位兒童認識到故事大意之後就能對「小」的意義做思維，它需要經由導讀活動引發思考。導讀時可以一方面讓兒童由朗讀專注於故事的語言文字強調「小」的用語，一方面在段落朗讀中適時停歇，講述故事寫作結構，認識故事語言的「有意性」，指導閱讀思維用語言思考語言，協助看見字詞義組織的關係，學會語句正確用法及文字的意涵，進而知道如何融入故事情境的設計。這是由認知學習延伸到藝術思維，激發創作能力的基礎養成教育，在這樣一個過程之後，兒童能在自我寫作當中，應用文字構思一種場景說心裡想說的話，將心裡的意象做符號化表達。能有此經驗的兒童，閱讀時懂得故事的有意性，藏在文字的象徵裡，藏在圖畫角色的神情與動作或一句對話裡，隨著朗讀能在瞬間看見文字符號代表的象徵意義，能掌握語言文字符號所體現人的心理活動，由此認識自己也認識他人。除此繪本圖畫導讀如果照本宣科把故事從頭「念」、「讀」、「說」一遍就完事將無法發揮它的豐富性，想有豐富又多元的導讀須自我養成解構文本的能力。

㈢ 解構故事提問導讀

「解構」是法國哲學家德希達（Jacques Derrida, 1930-2004）提出破除是非、善惡、美醜、優劣、對錯，二元對立模式的思考觀念。希望讀者閱讀能以宏觀角度觀察知識，並且能從吸收的知識延伸觸角，領悟萬物變化的現象，體會人生百態，開啓自心封閉的心靈。解構（deconstruction）它是一種以分析、檢視、比較、判斷、歸納，更客觀、更多元看問題的思考訓練，它是要讀者不著文字表象探討問題，也是一種深度閱讀理解語言符號，提升語文智能、空間智能、內省智能，自我學習掌握故事角色的個性與風格，進而能生動地口語表達，傳神說故事角色性格或內心感受，應用同理心做情緒溝通，使讀者學會欣賞故事語言的美，了解藝術與人類心理關係，學會如何應用文本淺易的文字圖畫做現象詮釋，啓發內省自覺，進入最高一層精神心理的自覺與轉化形象思維，爲之積累藝術審美能力。解構故事須先進行文本結構分析，掌握故事層次重點，目的是爲設計符合閱讀年齡的問題對話，激起學習動機與參與討論表達意願，應用發問的方法的多元類別做問題類型引導適性回答，讓不同智能學童有不同層次的思考和理解問題的機會，因此是否能提出創造性問題引起互動思考，都考驗導讀者對讀者個人發展的了解，以及對故事結構深度分析能力。

閱讀是一種心智的活動，有些兒童的智能還無法獨立思考，不會自然而然融入故事，從文字理解故事在說什麼；尤其是越低年級的兒童，閱讀不是從語言文句所表達的一個完整意義做理解，而是從圖畫色彩、線條、光線等表象性的符號元素，推演出自我的認知概念。想讓兒童閱讀有多元性思考，必須以不同面向提問，協助認知性學習分析、推理、歸納、理解、認識主角的情意態度，否則閱讀不容易專心。於是故事導讀要與學童互動，老師提問、學童思考回答這種問思教學算是最基本的方法。但是晚近有一派人認爲繪本故事的語言非常口語化，提問會讓學童的思考力受引導的影響，不能充分表達自己的想法。抱持這種論點立場主要是擔心導讀者「問」不得其法，容易誤導兒童問題思考的方向，個人偏頗消極的價值觀，引導兒童陷入導讀者個人不正確的思想觀念，或個人偏執負面的思維，這當然對兒童身心發展也是極危險的事。

事實也不可否認，仍有諸多參與故事的老師們，對如何從淺顯易懂的繪本提出可問的問題感到困難，他們不知道如何從故事感受，貫穿人物角色心理的各個結構層面做理解；有的提問簡單只要回答對或不對、可以或不可以，有的提問所需的答案，讓兒童只要聽過就可回答，更有的提問要兒童回答關於自己生活經驗，喜不喜歡等一類不需要思考的問題。其實提問它是一種技術也是一種問的說話藝術，只在於對導讀「問」與「不問」做二分法的爭辯是無意義的，而是應該探討如何自我訓練從故事線索找到最佳可問的問題。因為問題的癥結不僅在於問者的經驗，而且也關乎問者的人文素養與智慧，以及對文本能否有深度與廣度的理解，能不能因應不同閱讀力兒童需求，提問「好」問題。而什麼才是「好」問題？

教育是一種教「人」的藝術，人的學習能力各有差異，導讀故事的時候怎麼樣「問」，經常是初試導讀的困惑。孔子說：會提問的人，像木匠砍堅硬的木頭，先從容易的地方著手，再砍枝幹聯結的地方，等到時間一久，木頭就脫落分解了；不會提問題的人卻與此相反。會對待提問的人，要回答得有針對性，像撞鐘一樣，輕輕地敲，鐘聲就小，重重地敲，鐘聲就大，要有相當的時間，然後各種聲音才能從容地響；不會回答問題的恰巧與此相反。這段話出自《禮記》中的〈學記〉。「善問者如攻堅木，先其易者，後其節目，及其久也，相說以解。」下一句是：「善待問者，如撞鐘，叩之以小者則小鳴，叩之以大者則大鳴，待其從容，然後盡其聲。」

故事導讀是兒童藝術人文的基礎教育，繪本故事圖畫與文學是藝術創作，舉凡與人生活相關的倫理、道德、生命、文化……都應用語文這個媒介傳遞思想與情感。「語文」可以做語言說話來理解，也可以說它是文學的語言。不論是語言說話或文學語言，語文是指有結構性、多元意義性的說話，縱然是淺顯易懂的繪本故事，它的語言仍是有作者構思故事情節發展的思維結構。繪本故事的語文結構並不複雜，老嫗、兒童識字即可閱讀。因此導讀者的工作不僅要說一個故事給讀者聽，而且由故事導入情節的時候，還要讓讀者從故事延伸閱讀自心的故事，認識自己的心理與行爲對他人的影響，認識他人的行爲與心理的關係，從故事內省反思認識自我。每個人的生命都像一本書，都是生命扉頁的主角，善於導讀發問的人，既知道在書與讀者間，如何搭一座交流對話有共鳴的橋，還能從個案處理經驗知道怎麼樣故事導讀，應用故事提升對人感情的了解，對人情緒的敏感度，讓兒童間接學習認識自我，學習如何與他人相處，延伸認識人與自然的融合。

在長期對兒童進行閱讀能力與行爲心理關係的探索中，發現傳統語文教育的讀書教學，讓很多兒童閱讀只在於「看故事」，缺少了「怎麼樣看」的判斷與推理的思考，缺乏從圖像思考的閱讀將無法活用右腦，將平凡的或舊的資料發展出處理訊息的新方法。這是因爲從小讓兒童讀書死背之強調記憶，大腦不能發揮多元智慧聯結作用，不能將大腦由堆疊資訊的記憶庫變成生產的工廠，看書就不能經由文字進行歸納建立邏輯思維的智慧，不能由一個問題演繹擴散推理的思考，知道問題背後的問題。這樣的兒童會產生閱讀障礙的特徵，低年級就出現不知道如何應用圖畫形象思維看圖說話寫作障礙，生活問題不懂得如何因應不同問題做不一樣的思考，缺乏解決問題的能力，無法從故事情節獨立思考。

當需要描述故事暗示出人們普遍性的情感或心理情緒時不容易發現隱藏在文字的重點；也不會確實掌握自己的思考路徑變化，覺察自我在思考當下的心理感受，不能勇於挑戰群體觀點，沒有主見；聽到一則訊息的時候，不加以佐證就參與話題表達自我主觀的見解，做事也憑經驗即刻做決定；在和他人對話時也只說自己喜歡的話題，不易分析話題的意義，縱然了解對方的觀點，無法說出贊同的理由；在同儕之間的互動很不積極，經常一個人被冷落在一旁，不愛說話，總是獨來獨往。

將此兒童，進一步與喜歡閱讀的兒童做心理與行爲的比較，發現能深入閱讀故事的兒童，故事討論時喜歡發表自己主觀的意見。能獨立思考，生活中會冒著眾人皆醉我獨醒的「批判」風險，爲正義不惜得罪一群人，證明自己的存在價值，隨時表現自信與勇敢的特質，在眾人當中容易被看見他的獨有特質風格。也因爲能獨立思考的人，喜歡另類的思考，能從簡易的文字中找到許多問題進行思考，對於自我思考的問題描述能檢核是不是具有探討的意義性，在與不同背景的人相互談話時也能專注傾聽，分辨出所論的問題關鍵，與解決關鍵問題的方法，並且容易換位思考，以假如我是他會怎麼做，從他人的立場反思自己的問題。所以在從讀者反應看閱讀教學研究裡，得出的結論是提升閱讀能力，不是只用眼睛「看」文字，對於不懂得如何思考的兒童，不經導讀縱然看很多書也無法精讀。

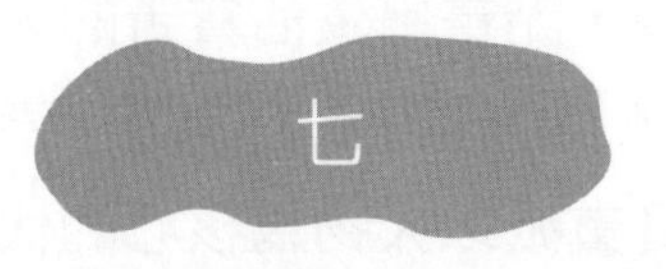

寫實故事心法導讀

㈠ 寫實故事的真情

繪本有浪漫想像的作品，繪本也有以物擬人看似想像虛構，卻是寫實生活故事的隱喻，繪本還有以眞實生活體驗作爲故事創作的素材。寫實創作手法特徵就是細密觀察事物的外表，描述眞實存在的物質，或眞實再現典型的人物。在繪畫與文學藝術創作裡，都以日常生活爲素材，不誇張化，不美化，不在意實物體或人物對象是否符合美的理想，如實地呈現原貌，忠於自己的感官，它平凡帶有親切性，讓街頭巷尾老嫗一看就明白，這種藝術創作不會有看不懂的感覺。雖然寫實的文學與繪畫曾被講究崇高藝術者認爲毫無表現價値，但是在題材樸實、不虛華浮誇的內容背後，卻是作者表現對自我鄉土的認同，兒童文學名作家約瑟夫．H．施瓦茨（Joseph H. Schwarcz）說：「多數擁有全球影響力的優秀藝術作品，都反映了強烈的當地色彩。」

西方最爲人所熟悉的巴比松畫派，米勒那一幅《拾穗》爲例，金黃夕陽灑落在田間，米勒分別以穿著、彎腰高低的不同、拾穗的手臂、食指、握麥穗的手，將爲家庭勞動三位不同年齡的女性，刻畫出工作的心思與神韻，點畫出生活貧苦的人，能撿拾收割後遺留在農地的小麥穗而溫飽，心裡對土地的那份崇敬，描寫眞實環境中典型人物，這可謂寫實畫派以人物爲核心的代表作。米勒，出身農民，寫眞畫出生活年代的記憶，農夫的田園生活，平民的人心和思想，在藝術美學史上永垂不朽，這部作品在創作技法理論上就具有美學研究的價値。

臺灣畫家徐素霞女士，留學法國史特拉斯堡人文科學大學的藝術博士，她是臺灣首位榮獲義大利波隆那國際插畫家展入選的插畫家。出生在農村，對養牛耕田的體驗深刻，以自己的童年爲素材，寫農田裡的水牛、稻草人，她的作品有一個以「家」爲主調的特色，在生活中最喜歡觀察鳥巢形狀，在樹枝的紋理，感受「家」的意象，看見鳥在人居住過的地方利用塑膠袋編製鳥巢，產生與外在世界關聯創作靈感。她會以這種寫實的內容抒發即時當下的情感，一個是想讓兒童知道長輩的生活，一個是留學法國時意識到「法國朋友用心生活，無論任何職業都認眞享受生活……」。自古以還東西方寫實的藝術家，無不在生活文化的薰陶，體驗生活美學，更不忘向大自然學習，透過對大自然的認識，了解浩瀚宇宙萬事萬物相互作用，體會心靈留出空間不執著於既定想法，在靜觀萬事萬物的變化，傾聽自己內心的聲音，將最深層的感觸化成藝術創作，畫出最眞誠感人的作品，由此更能頓悟深情投入生活世界的道理，於是她繼「家」的生活片段之後，視角投向對社會角落被忽略從事米粉工作者的觀察，寫《好吃的米粉》，這種創作是以生活寫實題材，體現自我生活的鄉土文化，進行人文的關懷。

具鄉土文化色彩的圖畫或繪本，通常是創作者在成長經驗中，爲自己生活所能理解的事做整理，對自我生活文化的認同，選取有意義的片段，藉由圖畫組織成一個故事希望做文化的傳承，包含當地的母語，生活的歷史、習俗、節令活動、藝術戲曲、建築、族群、自然環境、人物陳述個人的心理或生命哲思等等。他們用繪本圖畫意象描述一個事物，用象徵呈現體驗個人和宇宙之間的關係，用遊戲的想像或娛樂表現風趣幽默，由日常生活所構成的要素，喚醒關注某種行爲、人生態度、觀念、責任……，作爲人文知識的分享，這樣的繪本具有某一個時期、某一個地方文化審美價值。

閱讀可以間接擴充兒童生活經驗，經驗包括知識經驗、情感發展經驗、理解事理的經驗、人類歷史文化形成的經驗等。經驗包羅萬象，人的成長需要累積各方面的經驗，有「完整」的經驗可以做情感判斷，有助於心智成熟，以及適應社會生活的能力發展。有一種繪本因爲作家個人生活喜歡回歸自然，寫作素材也來自生活中人與大自然的互動。繪本內容屬於生活故事，在人物與景物的關係塑造都順乎人之本性自然，自然流露眞情實感的美，或許因爲它寫實貼近人的生活，讀者反而忽略故事角色所要傳達內心的活動，學習如何從故事閱讀人的情感，因此對於寫實故事的美，僅能就視知覺與聽知覺的欣賞。寫實的文學創作就是生活即文章，生活即教育，寫平凡的生活要眞有其事又寫得有味，在文字書寫技巧需要釋放「眞」的情感，眞情流露的生活故事才能讀得有感覺。人之所以能夠保留「眞」的本性，是因爲還有童心不被世俗污染，能以赤子之心感受同理兒童的心，字裡行間就能在轉折處爲讀者設計一個驚喜，製造另一個讓讀者期待的高潮，將讀者的心帶入故事使隨情節做波動。

㈡ 引發同理心的結局

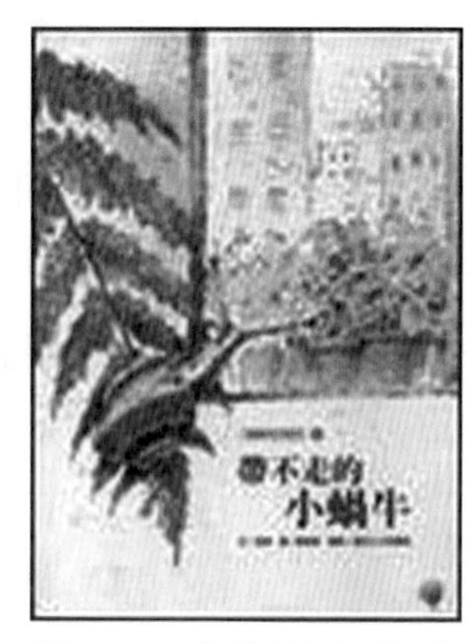

圖7-1 《帶不走的小蝸牛》

我想……《帶不走的小蝸牛》（如圖7-1）是居家生活的眞實故事，以較長篇兒童生活故事方式敘事，寫原本生活在鄉下庭院的小蝸牛，偷偷地隨著一家人離開鄉下搬到城市，意外出現在阿吉洗澡的浴室裡，使原本因爲無法帶走蝸牛而難過的阿吉興奮不已。由此阿吉的家庭生活又有了蝸牛陪伴，蝸牛就像阿吉的寵物，像他們家中的成員一樣，隨時對蝸牛生活環境改變需求做觀察。作者經由阿吉觀察發現蝸牛生態需求，提供兒童最關心而感到疑惑的問題：

1.蝸牛吃什麼？住在哪裡？
2.蝸牛能活多久？
3.蝸牛背上的殼會不會破？
4.蝸牛會冬眠睡覺嗎？
5.蝸牛會在哪裡出現？

由於作者懂兒童有好奇愛探索的心，以阿吉細微觀察對蝸牛生活習性做情境描述爲好問的兒童解惑。

《帶不走的小蝸牛》屬於自然科學類的繪本，透過文學藝術開啓兒童在生活中探索科學的視野，經由自我的觀察找到解答，體驗人與物相處共生的模式，從尊重蝸牛生活習性布置環境進行生命教育，有了不言而教的作用。這部寫實的兒童生活故事，都以體現崇尙回歸自然的家庭文化風格爲主調，形塑一位悲心有愛與所有兒童皆然，喜歡有伴一起生活，或喜歡有寵物陪伴的阿吉。讓兒童由閱讀學習覺察、認同、移情、領悟而淨化心靈，打破傳統家庭教育對兒童科學觀的培養，忽略觀察是科學的基礎，存留科學必須經過實驗與測量，能監控變因、掌握準確性而標準化的刻板印象，而改以故事如實描寫對蝸牛習性的觀察的過程。看似以直觀描述所見到的現象在探索蝸牛，但由於故事並不只是單一科學，如此狹義做認知學習，它在引導讀者學習阿吉如何觀察蝸牛，也在積累兒童科學的知識經驗，喚起學習科學興趣的初步。科學不離人性，作者巧妙在故事剪裁編撰情節裡，體現萬物相互依存的情懷，以愛包容蝸牛的破壞力，一家人與蝸牛彼此都為了能適應新環境相互努力而調適，不著痕跡又適時以文字搭配圖畫的眼神，透露鄉下到城市的阿吉，孤獨渴望朋友陪伴的心境。

作者創作文學作品的時候，都會依照自我的意識及藝術規律來寫作，寫實的作品是否合於藝術，取決於能否適應欣賞者心靈的需要，作品與讀者的性格和心靈能相對應，讀者就能從欣賞作品中得到快感產生美學的欣賞，在此藝術創作若能符合人的天性與性格和生活習慣，讀者也能認同作品的美。藝術的功能在感動心靈，想把眞善美寫入讀者的心靈，作家對讀者的身心靈應都將會用心觀察，讀者簡單的心靈就簡單地寫，複雜的心靈就寫得複雜些。但是不論簡單或複雜，文學藝術在形象上需要有閱讀的吸引力與感染力才能起到審美教育目的。想讓讀者與故事有共同溝通、相互交流能產生審美反應，故事內容一定要能留給讀者有意想不到的發現，讓讀者自我感動或再思考的伏筆，有時更要能給讀者有創造性闡釋自己想法的機會，這樣也才能產生文學的意義。

例如《帶不走的小蝸牛》主角阿吉在故事的發展，出現喜歡鄉下卻又不得不到城市生活，出現兩難的矛盾心理。這種心理在故事發發展中作者並沒有明說，讀者意會得到他的孤獨，卻不知阿吉終究是不是喜歡城市。作者創作故事在情節發展過程留有伏筆，或者文本內容留有不圓滿的結局，有更多可以再思考或討論的空間，這就是具可讀性與可寫性的文學創作。《帶不走的小蝸牛》故事結尾，作者留有「……多了一隻小蝸牛又會有怎麼樣的故事呢？」讓兒童參與續編阿吉的生活故事，在故事教學中這是兒童所熟悉的故事接龍活動。故事接龍可以讓兒童獨自發揮創意，無限延展故事的情節，使故事結局有各型各類的版本，也因爲兒童在既有的故事框架中重新創造，這個故事在閱讀主體自由建構感受體驗中使文學生成新的意義。看！閱讀這篇故事後的鄧暄，隨順繼續與作者一起編故事，她這麼說：

雖然蝸牛有了自己的家，但是它們依然和阿吉玩捉迷藏。兩隻蝸牛就像約定好了似的，往不同的方向爬。這樣阿吉可就慘了：找到了這隻，丟了那隻。找到了那隻，丟了這隻。阿吉每天忙得焦頭爛額，而小蝸牛卻安安穩穩地躺在石頭山睡覺。爸爸媽媽總是笑著說：「這兩隻小蝸牛有些調皮喲！」進入了盛夏，兩隻蝸牛進入了睡眠狀態。阿吉雖然不用那麼忙碌地找蝸牛了，但他總覺得非常空虛。無聊的阿吉想去户外捉蝴蝶。阿吉在城市的高樓之間找蝴蝶，不知不覺找到了一個公園。進了公園的大門，一個年齡與他相仿的男孩問他拿的是什麼。「這是捕蝴蝶用的網。」「抓蝴蝶？能帶我一起嗎？」「當然可以！」他們兩個一起抓蝴蝶，玩到了天黑，那個男孩問他：「以後還能下來一起玩嗎？」阿吉：「當然可以，最近我很無聊。」就這樣阿吉交到了第一個眞正的朋友。不過他可沒有淡忘了第一個朋友，他等待著天氣涼爽的時候和好朋友一起去看蝸牛。

——鄧暄

《帶不走的小蝸牛》讓兒童可以在故事所描寫的熟悉世界，經由閱讀參與創造與故事生產活動的過程，不再只是閱讀文字故事被動的觀眾，而是從書寫中積極參與文本故事再創造的「新作者」，在閱讀與書寫中轉化過程，讓「我」的眼睛不再只是單一地看見故事的內容，可以打破以作者爲本位的權威，依照自我的經驗與對文學多重意義，反應出自我閱讀所理解與促動的思想及情感。它讓接著文本說故事的鄧暄，以自己的想法創作故事的結局，自然流露內心良善的心性，出現「角色取替」現象，這是故事導讀過程以讀者爲中心，避免被動從文字理解作品，善用文本的可讀性與可寫性特色，以提問的方式便兒童理解故事的結構，將作者的文本思路透明化，激起兒童曾有的自然知識與生活經驗記憶，以創造性閱讀方式尋著文本的思路解構人心的感受，引導參與創作思考，改變傳統從文字閱讀經驗片面認識故事與人物心理，如此也就容易進入繪本圖畫美的閱讀。因爲兒童發展心理學上有一個術語叫「角色取替」，它是研究兒童社會認知發展的學說，研究者有時爲了測試兒童的社會認知發展，經常會藉由主角心理矛盾供其思考，就如使用一個類似阿吉這樣的主角故事，而故事留給兒童討論，再從討論中發現兒童是不是能有同理心，會不會將心比心，能不能換位思考。

在《帶不走的小蝸牛》故事中引發讀者「角色取替」心理不是原創者構思所設想的，是作者將與大自然環境生活的現象和觀念隱藏在故事中，事件因果關係都可以預見，故事導讀時理解1960

年代末期，西方興起國際性文學批評思潮，關注讀者對作品的接受與反應的效果，交流、溝通、互動，讀者閱讀感受與詮釋意義等等的活動，這個思潮在當代被稱爲「讀者反應理論」（Theory of Reader-Response）。由此西方關於閱讀文學的認知與批評有新的論述，從過去專注於文本內容研究作家的心理，轉換注意讀者與作者的關係，以及讀者在閱讀作品後產生哪些反應的探討，這種以讀者爲核心的文學思潮，探尋文學內部的形式、技巧、結構、符號等特徵，延展關心文學與社會、文學與現實生活、文學與讀者等審美關係，重視讀者對作者創造性的理解、感受、意義的闡釋，進而對讀者的閱讀反應做精神分析。

這個理論一般的導讀者極少用於兒童繪本閱讀，因爲繪本生活故事內容，語言文字淺顯易懂，兒童可以自學理解，成人若對兒童文學創作認知不足，無法掌握文本的可讀性與可寫性，在欣賞之餘對文本有深一層語言分析進入角色的心理結構，看見故事中各元素的潛在關係，像參與創作似地對故事的「心思」有所理解，能在閱讀同時體現內省能力、感受能力、體驗能力、敘事能力，並將這一連串思維融合心理活動後，內心有感而發有感想，當然也不易帶領兒童讀者感受阿吉的心理產生任何反應。

角色取替就是同理心，在文學藝術美學表現同理心，不是直接用語言表述內心的情感，因爲同理心就像「快樂」或「生氣」只是情緒概念的語詞，語詞只能表現情感的普遍性，它需要經由故事情節做演化，表現出角色內心活動的獨特性。讀者閱讀對角色情感的反應，不能只憑直覺的感受，這將無法深度感覺出他人的情感。想要能感同身受表達對他人情感的理解，有一種方法是在感受與感覺之間加入想像，想像自己在那個情境下的我，將會有什麼樣的情緒反應；另一種方法是經由故事情結的對話語言進行分析，同樣可以取得對他人內心活動的理解。我們再以同樣用角色取替心理做故事結局的《我贏了／我輸了》為例：

㈢ 虛擬故事寫實的童心

我想……《我贏了／我輸了》（如圖7-2）是以動物虛擬角色、以物擬人寓喻生活人物眞實的心理故事，贏的是小羊，輸的是小鵝，贏與輸是遊戲的結果，是心理反差對比的現象表現，精彩的是故事處理贏與輸角色心理反應時，語言文字表現贏隱藏不住的驕傲，表現輸的情緒，以及推諉塞責失敗的所有理由，你看他們怎麼說？讀者又怎麼樣反應呢？

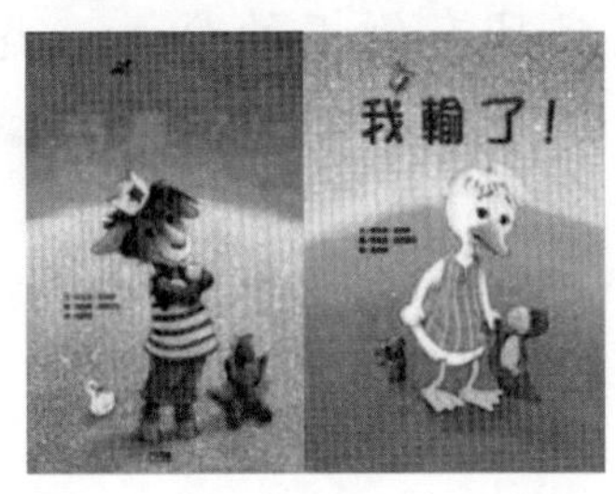

圖7-2　《我贏了／我輸了》

小羊是勝利者，他說：「我啊！就跟全世界最快的賽跑選手一樣，兩三下就跳到終點了，當然得到第一名嘛！」又說：「最後只剩下小鵝和我，可是只能有一個人贏呀！那當然就是我囉！」還說：「我更厲害，一下就跳過水溝，又最快爬過大石頭，而且我最先找到寶藏，所以我可以第一個選擇我要的寶貝，本來就是這樣嘛！」

聽小羊每一句話都充滿勝利者志得意滿的口吻，從小被「勝不驕敗不餒」以及為人處事「謙虛」觀念的灌輸下，每位兒童讀者無不以同情弱者的心齊聲批評：「小羊你也太驕傲了。」至於對小鵝的說詞又有何反應呢？

由於小鵝是失敗者，失敗總是有很多理由，說：「我被一塊石頭絆倒，當然變成最後一名嘛！」又說「小羊運氣好呀！我只有倒楣的分。」還說：「那塊石頭那麼高，我根本爬不上去，等我好不容易到藏寶地點的時候，大家早就把寶貝找出來了，……」

看了小鵝的敘事，多數老師們會問：「如果你是小羊，贏了會和好朋友分享嗎？如果你是小鵝，有過失敗的經驗嗎？你又怎麼樣看待失敗這件事呢？」這是用繪本展開對輸與贏進行面對挫折的討論話題。

這本故事主角除了小羊和小鵝，還有小羊和小鵝的兩位父親，靜靜地專注傾聽比賽的過程，但是在使用這本故事導讀的教案中，我不曾看見有人問：

1. 有沒有人想一想小羊在享受勝利美好的感覺當下，他的語言在驕傲背後代表什麼意義呢？故事中如果你是小羊的父親，聽了小羊的「勝利宣言」會怎麼樣跟他對話？
2. 小鵝在為失敗生氣，你想失敗者除了埋怨找藉口之外還能做哪些事呢？如果你是小鵝的父親，會用什麼話來表示對他的支持、肯定、理解、包容？
3. 當小羊和小鵝都想到對方，能同理彼此的心情，把獎品還給對方時，你知道遊戲的意義是什麼？當好朋友因為輸贏獎品生氣，你會如何處理彼此的友誼？

我思考：為什麼我們不會在導讀時這樣提問？或許因為故事中的父親只有一句「慶生會好不好玩？」……你要不要聽我怎麼贏（輸）的？「當然要啦！」的臺詞，所以導讀時忽略了父親的傾聽既是分享也是同理情緒的表現。

或許我們自古強調謙卑有禮，縱然勝利也要偽裝而不喜形於色，不知道喜獲勝利的肯定與鼓舞可以使人更積極有參與的動力，在習慣壓抑情感的民族文化裡，無法對自我肯定與認同將不能發展出健康的人格。

或許因為學校及家庭都重視智慧素質，對心理素質啓蒙不足，還沒有意識幼童時期，能教導面對挫折學會解決問題，鍛鍊在挫折中的承受力，並懂得在失敗中調適心理，使之有平衡能力，未來能發展出有意志力與情緒穩定的兒童，這遠比智慧高低，對人是不是能夠成功更具有影響力。

或許每位老師與父母都希望兒童心量大、智慧健全發展，培育孩童肯定自我有自信心，能與人建立友善的人際關係，卻無知角色取替同理心是高心理素質的表徵。或許繪本的作家已經關注父母教養教育對兒童健康心理發展的無知，晚近繪本出版許多描寫以同理心為主的故事，內容包括誠實、謙遜、接納、包容、感恩、信心、希望、寬恕等等，這些故事在告訴讀者，具備同理心可以發展出正面的行為。於是我們在生活教育中會用這些故事教導兒童反思，理由是應用故事導讀討論對話可以從小培養兒童有更好的道德素質；但是我們忘了人心人性因環境影響，本性善良也會有惡的行為，如果只要求對他人行為的寬恕，對他人同理心的接納與包容，強調發展正向同理心的重要，忽略人心本質具有同理心中陰暗的部分，需要引起注意或反思，友善的人會經常被所謂「調皮」愛「惡作劇」的兒童捉弄；於是當以閱讀發展人的正思維的同時，繪本有助人心善的本性發展，同樣也可以用爲輔導兒童從故事角色的行爲，共同討論理解自己的行爲是否合宜，引導同理他人的感受修正自己的行爲，在將心比心認識他人心裡的感受，這也是學習尊重的品德教育。在導讀各類型同理心的主題大單元時，導讀者也可以經由圖畫故事介入對兒童的行爲做心理干預。

㈣ 讀懂生活故事的心

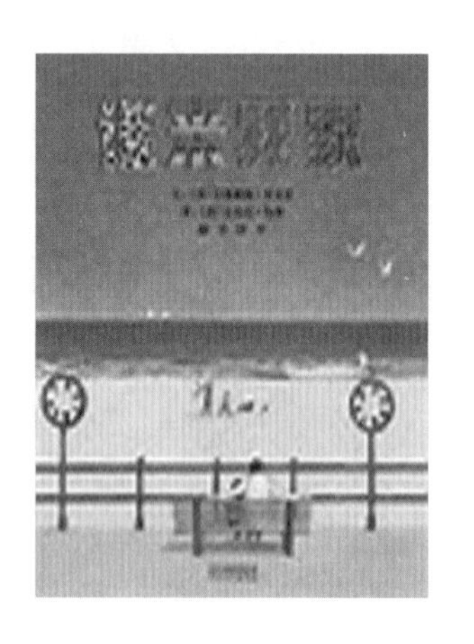

我想……《誰來我家》是喜歡以母親帶兒子，或父親帶女兒這樣組合成單親家庭爲素材的安東尼・布朗，以對比寫作形式風格的作品。《誰來我家》描述兩個單親家庭互動的故事，這是母親瑪莉帶兒子尙恩，以朋友身份進住到凱蒂與父親生活祥和的家，卻以女主人自居高調佔有主臥房的衣櫃，尙恩則在一進門之後就極盡能事對凱蒂惡作劇。故事的凱蒂是溫和有禮的小女孩，總是在父親與瑪莉熱情交往中被冷落一旁，心裡有與他人分享父親的失落感，又得面對尙恩出其不意，令人驚嚇或羞怯的惡作劇。雖然故事結局，凱蒂用包容與他人分享的心再次去看尙恩與瑪莉，但是故事中「惡作劇」是怎麼產生的很少被探討。

惡作劇在多數家庭很常見，卻都被認爲是男孩子調皮，心理學家認爲惡作劇是一種逞強好勝顯示英雄行爲心理，卻是以不恰當的行爲表現，在一定程度上有心智不成熟、生活無所事事、內心空虛缺乏關注，希望透過惡作劇引起注意，想透過惡作劇看見他人狼狽不堪、憤怒表情得到心理成就感的滿足。更嚴重的是同理心沒被喚醒產生道德感的缺失，「惡作劇」被頑皮合理化，讓自我中心無限放大，這種無同理心的陰暗部分，不做改變會出現以下的行爲：偏見、歧視、粗暴、貪心、驕傲、自大……。同理心與尊重是相互依賴的關係，故事的尙恩不懂尊重當然也不懂感覺凱蒂的感覺。惡作劇不是單親家庭所專有，但是最近研究顯示父母離異、父母酗酒施暴，產生類似尙恩惡作劇或攻擊性行爲較高，原因是缺乏愛的關懷，以及缺乏家庭同理心的模仿。

《誰來我家》尙恩的行爲與母親瑪莉如出一轍，母子的行爲都是缺乏對他人的尊重。繪本故事將寫實生活人的心理與行爲，經由文學的手法體現，當我們在進行故事導讀的時候，可以教導兒童適切表達「我的感覺」以及如何理解「他人的感覺」，這樣可以發揮同理心的力量導正惡作劇的行爲。因爲兒童社會認知發展研究人的「角色取替」能力，發現三至六歲處在以自我爲中心的階段，能玩在一起就是朋友；發展至八歲到十歲，已經能覺察每一位朋友都有自己的想法和不一樣的情緒，朋友做的事必須對彼此有利，友誼常存必須建立在互惠原則，分享做情感的交流；十二歲至十五歲的少年，重視同儕的觀點，喜歡與嗜好相投、價值觀相似的人做朋友，他們可以以抽象思考討論問題，爲對方保留自主空間，相互依賴又尊重對方。

由這樣一個發展歷程說明兒童很早就能知覺人的感受與情緒反應，爲避免兒童無法從父母吸取相關經驗出現人際發展障礙危機，繪本也爲之創作具解決問題策略的故事，它既可讓兒童自行閱讀明白道理，更可以讓成人認識父母對兒童發展心理發展的影響，進而與兒童共同討論如何理解父親在家接待客人，凱蒂處在父親與客人之間心裡的感受如何理解和表達。反思母親對兒童行為的處理，恰當與否會影響兒童的人際行為。如果你是瑪莉，將如何看待尙恩的惡作劇？又如何讓尙恩成爲一位受歡迎的孩子？

發展兒童的社交智能，父母應該思考如何指導獨生子女具備尊重的社交智慧，並且如何讓愛惡作劇的尙恩，在生活中有所體驗什麼才是眞正的英雄作爲。良好道德培養從認知學習而來，也從經驗中產生的，道德習得很大一部分來自生活環境，父母的行爲有必要形塑成社會能接受的形式供兒童模仿。這個道理安東尼布朗用故事以描寫人物心理抽象性的感受，懂兒童發展心理的導讀者能感覺作品裡的人物塑造，似乎與眞實生活有些共同類型，能從閱讀不同意象表徵找到自我生活的影子。但是對多數父母而言，極少從文本中意識到這種從生活出發設計親子教養教育認知的教材，不是爲兒童而寫的繪本，身爲父母的讀者閱讀時如何自我反思，如何從「心」的角度看見繪本的力量。

下篇

繪本導讀不說故事

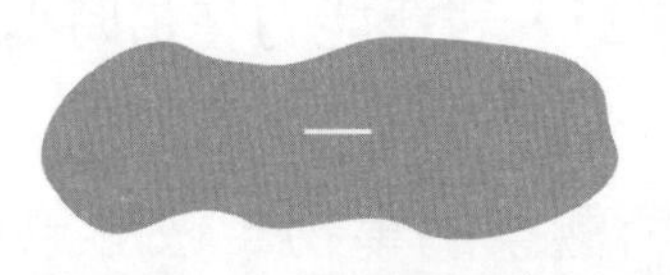

兒歌朗讀鑑賞趣味

㈠ 給心靈自由的聲音

繪本處處「模仿」兒童的發展，當兒童年幼的時候，繪本圖畫以「塗鴨」的形式，掌握兒童觀察事物面向極為單一，在現實生活中抓住物的特徵，不依實物比例做誇張表達，想要表達遙遠的路，也只能把路的盡頭畫到天上去，這種誇張的兒童畫在成人眼裡是稚氣、離奇、荒誕的，在兒童的心靈卻是無拘束充滿自由喜樂感的，它讓兒童的說話充滿幽默感的童趣。時過不久，學齡初期閱讀繪本的圖畫有具體的形象，圖畫的象徵性可以用感官去感知，畫作內容非常豐富，閱讀繪本的兒童將從圖畫或所知的形象儲存在長期記憶庫，在畫畫、作文、自編故事對話時，故事情節像湧泉滔滔不絕，從大腦記憶圖像提取出來重組創作故事。因此大腦發展成熟的學齡兒童，繪本生動的形象除了於直觀和整體於思維，對某些過於初淺的故事已有的形象簡單的想像說故事感到無趣。閱讀繪本圖畫之後都能將所知種種訊息於加工再加工，調用記憶中不同圖畫形象產生一個新形象，這時大腦的思考可以順利從具體形象向抽象思維做轉化，發揮時空智慧超越過往所知的概念，他們會用圖畫所積累的知識經驗擴散思考推展視野，表達能力在這時似乎頓時增長不少知識有了自信。

繪本圖畫將生活所觀察的事物，做形象化、意義化的象徵表達，為兒童提供一個自由馳騁、多變化、豐足的想像王國，為兒童奠立良好創造性思考的基礎，讓兒童從形象思維發展創造力，積蓄溝通表達的能量。這是在小學語文課中可以發現閱讀能力長期培養的結果，但是很多家長經常忽略幼童閱讀能力啓發的黃金期，不知道繪本是兒童的文學，繪本模仿兒童發展內在思維的特徵，繪本也提供「人」發展語文學習重要的因素；更不知道嬰兒從伊伊呀呀的發音開始，就在進行語言交流的準備，日漸能建構理解語言詞彙的能力。

雖然兒童語文發展與家庭父母、語言表達是否有豐富內容息息相關，但是若能不斷有物體圖片連接語詞與辨識的認知活動，兒童的詞彙量會從十個增進到三百個；十八個月會超過一萬四千個新字詞，幼童在這麼驚人神速增加詞彙過程，雖然不能完全了解每一個詞所代表的意義，但是已經能將所知道的詞彙聯繫組織起來，並在熟悉的情境下表達概念，還會不斷地從人與人之間的談話積累詞彙並做儲存，隨時可以組織語句應用於和他人交流溝通的時候。兒童在這樣語言發展的初期，所理解的事物比能說出來的詞彙還多，只是語言如何適切表達必須奠基在較高的心智上，能愉快學習語言並且有語言表達力的兒童，有一部分是天賦，能從父母的聲音意會理解語言的不同層次結構再自行組織應用，另一部分是來自語言的環境。研究發現父母社經地位高，親子互動使用的語言，編碼精細、內容充實、語法富於變化，有利兒童語言能力發展。由這個論點推向隔代教養或鄉村因文化刺激不足的兒童，就容易出現語文發展遲緩的學習障礙，影響所及會因爲不懂如何語言溝通，出現情緒困擾及自卑引發退怯畏縮行爲。

如何培養語文發展良好的兒童，除了兒童自身有正常感知覺與動作的感知語言能力，有適當的語言學習環境，能給予不斷刺激、反應、增強、辨別、類化等等語言應用的表現力之外，兒童語文的學習語言雖然不需要逐一字詞和語句教學，但是成人與兒童說話的時候，某些程度上需要改變自己的說話方式，多一點語言換句話說的變化，爲孩子示範語句不同用法，使能理解單句變複句，或短語句如何變成段落的複雜語言應用。一般多數父母不具備有教兒童語言應用的能力，親子教育未必給予幼童語文發展的協助，有很多嬰幼兒時期需要啓蒙的語文力，經常延至到進幼稚園以後，經語文教育課程應用繪本說故事學習才漸進地發展。

於是在幼稚園容易發現四歲以前的兒童，如果不能建立對物體概念聯結，將無法完全正確使用詞彙進而表達抽象概念，很容易造成語意表達與理解錯誤引起聽話誤解。然而什麼是物體概念呢？就是認識人以外的世界，包括物質形體名稱，球、鳥、大自然的規律如天空會下雨、早上太陽會升起、黃昏太陽會落下、冰雪慢慢融化、汽車的種類、物體的單位數等等，這些訊息存於廣泛的生活與大自然中，怎麼樣爲兒童建構這樣的物體概念呢？繪本提供生活中物體圖畫形象，以及語句對話讓兒童在主題情境自然裡學習語言，例如美國籍插畫家布萊恩・畢克斯（Brian Biggs）創作的《好多好多車》，這麼一本兼顧知識與趣味的遊戲互動書，協助兒童從閱讀遊戲中學習認識汽車的種類，交通符號標誌、街道商店的廣告、形形色色的人群特色，學會1到100的數字等。雖然這本書屬於知識類非文學性的兒童讀物，但是它在語文發展接收訊息過程，能讓幼童進行物象和詞彙聯結形成概念建構語言應用能力。幼童學習語言在有概念聯結之後，爲了滿足愛的需求，九個月的幼童就會要求母親床邊說故事，尤其喜歡母親哼唱童謠。童謠也叫兒歌（nursey rhymes），它使用的語言口語化、趣味化、生活化，既能爲兒童「聽」話學習所理解，而且傳入耳朵的聲音能讓兒童感到悅耳，不覺得干擾想遠離拒絕接受。

(二) 兒歌在語文教育的妙用

我想……克里斯汀《聽我爲你唱童謠》（如圖1-1）〈睡前短歌〉的兒歌：

我的寶貝睡得香　我的寶貝入夢鄉
從前有隻羊　毛被剪光光　眼看就成凍冰棒
幸好碰到跛腳張　跛腳張　好心腸
他把大衣給羊披上　從此羊穿著大衣到處逛。

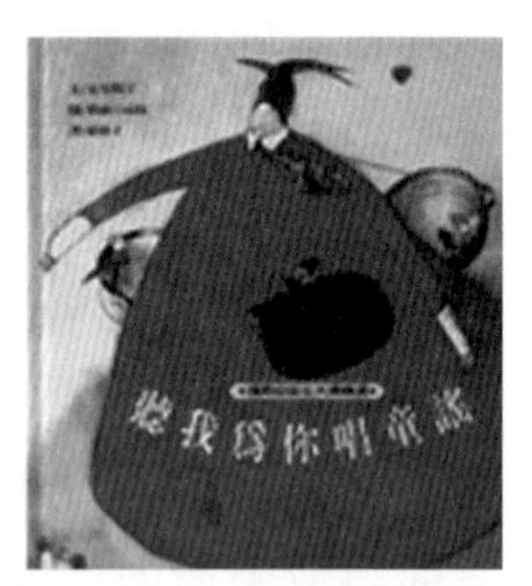

圖1-1　克里斯汀，《聽我為你唱童謠》

這是一個可以不斷重複唱著：「我的寶貝睡得香，我的寶貝入夢鄉，從前有隻羊……」唱到兒童睡了爲止的兒歌。兒歌是具有韻律的歌謠，寫作重視押韻和句法，這首兒歌一韻到底，句尾都押**尢**韻，句式三言五句，有的整齊，有的不整齊，短小形式中以「跛腳張好心腸」說故事唱兒歌，故事主人翁表現悲心卻有不合常理舉動的趣味。兒歌是兒童的文學作品，用說「唱」給兒童聽的歌，強調語言文字組織的節奏旋律輕快琅琅上口，用句意相同反覆疊韻創造語句音樂感的美，讓兒童有愉快的心進入夢鄉。在《聽我為你唱童謠》有一首語句長短不整齊的〈稻草人〉：

瓜瓜瓜　烏鴉一聲笑　這是什麼三腳貓　不怕不怕真好笑　你只是戴了眼鏡的稻草

我們知道你的底細　你既不男又不女　不管颳風或下雨　你只能傻傻站在這裡

稻草人是田野裡的裝飾品，以物擬人化用「烏鴉一聲笑」寫出烏鴉識破稻草人真面目趕走心裡的恐懼，說出稻草人外表的特徵，它提供兒童生活認知。這道兒歌不用同一韻到底，利用換韻腳有的類似〈稻草人〉在語句上有ㄠ、ㄝ、ㄧ、ㄩ的韻母，其中類似韻母ㄧ、ㄩ相近的發音，不仔細分辨容易因為說話嘴形錯誤發出不正確的音，如替代音、扭曲音、省略音等現象。因此在講究韻母變化的兒歌裡，有一種兒歌以聲韻相似的字重複交錯，編成有意義的韻文，或用雙聲疊韻的字組成句子，這種容易混淆的文字編成句子，讀起來拗口又快讀容易出錯的繞口令或集口令的兒歌，在幼童教育經常作為語文教學的遊戲教材。有經驗的老師會應用篇幅短小、語句結構富於變化充滿遊戲的趣味，一方面供幼童辨別聲音語調作為說話學習的基礎，一方面也在幼童隨著遊戲的朗讀中，作為發音正常與否的觀察。因為有些幼童從模仿成人說話做了錯誤學習，出現語音異常的現象，有的聽力障礙不被發現或有口吃不被矯正的兒童，都容易產生語言發展遲緩學習障礙困擾。因此雖然幼兒語文活動沒有固定教材，但是兒歌是幼童吟誦的韻文，結構精簡而取材廣泛，口語又帶有遊戲樂趣，幼兒沒有不喜歡的。若幼童語文教學讓兒童閱讀兒歌，能先正確讀出語音，再從文字理解句子的結構意義後強化聽覺記憶力，協助兒童專注力發展，這時就可以做非醫療性口音錯誤或口吃障礙的診斷，降低延誤語文矯正發生無法口語閱讀的後遺症，所以兒歌有啓發幼兒語言潛能和語言障礙矯治的作用。

㈢ 聽與說的溝通

幼兒的語文教育主要是潛能的啓蒙，輔導幼兒聽話與說話能力之外還有應對的禮貌，即是如何專注聽取他人的意見，以及如何有禮貌表達自己的想法，在先聽懂後學說話的原則下，同時發展兒童思考、想像、欣賞、理解、應用的語文能力，進而以充滿情感的故事陶冶心性和情緒，培養優美品格提升兒童的氣質。這屬於幼童情意表達溝通的能力建構。如果把溝通（communication）認爲是傳遞訊息和接收訊息，只是「聽」與「說」的交流關係，以這麼簡單理解看待溝通，人與人之間是不是只要有能聽的耳朵和能說話的嘴巴，就可以應用語言文字溝通呢？如果答案是肯定的，爲什麼能聽話與說話的人們，會出現無法溝通或不知道怎麼溝通等溝通障礙的問題呢？其實一個兩歲的幼童，家庭教育如果有足夠語文環境刺激，能不斷增加語言詞彙量，就可以有流暢的口語交流能力，這時期也已經能從經常聽的故事掌握聲音的系統、語言意義系統、語言應用系統、字詞結構的規則、語言句法的規則，能從語言做思考，能有接受與理解詞彙的能力，能用有限的詞彙做句子的組合，表達自己想表達的意思，日漸能由故事語言對話表情達意，發現很多情感的訊息。

人從幼小開始就生活在充滿符號的世界裡，人與人習慣藉由語言符號溝通，語言卻又是最複雜難以理解應用的符號，幼兒三歲以後，在左腦尚未發展完成還不善於邏輯思考，還不能進行複雜且高層次的心智活動時，多數依賴右腦由視覺圖形在自由的想像中做擴散性思考，圖像聯想的擴散性思考會持續到七歲。七歲以後的兒童在遊戲中已經可以創造情境，並且將有共同特徵的事物分類與組合，進入概念性的認知做邏輯思考，使遊戲有規則地進行，表達也有順序和層次，閱讀能從文字探討問題並思考如何將所理解的做解釋，這樣的語文力直到兒童十歲左右，可達到應用自如的最高層級。但是這個語文力要能發展到最高層級，先決條件是必須在幼兒到學齡時期得到適切啓蒙。如果兒童很會口語說話，活潑好動，聽故事後的同儕互動討論交流，無法適切回答問題，坐不住地任意走動，對於較多變化的語句，聽了之後哪怕只要求短語句的複述或說明，想很久也記不得聽過的句子，閱讀用耳朵聽、眼睛看以後，只憑感官直覺的發現或感受而已，無法在故事種種情境裡，知道怎麼說物體多種變化，這樣的兒童無法在訊息的處理上同時發展感知覺的能力、注意力、區別辨識能力、分析歸納能力、記憶能力。從反應出閱讀理解力，就應該多注意他的認知學習能力是否有障礙。

以上類型兒童在小學低年級時，因爲不造成學科學習低成就問題，不容易被發現閱讀書寫障礙。縱然不喜歡閱讀繪本的故事，家長也只會認爲：「這孩子跟爸爸一樣比較沒有想像力，男孩子喜歡打仗的故事，喜歡汽車大炮的知識……」這些理由或許合於事實，但是家長們並不知道兒童閱讀繪本啓發想像力可以超越物體表象的兒童，就可以經由想像性思考做創意表達。在幼童時期缺乏創造思考的表達，小學一年級的看圖說話會出現聯想的障礙。如果能提早發現即早教育治療，可以降低語文發展遲緩所帶來學習障礙的問題。所以故事導讀者的工作，除了說故事給兒童聽，或是以活動設計啓發閱讀興趣之外，如果故事導讀能具備語文素養專業，可以對發展閱讀素養提升兒童語文力的工作有很大的幫助，因爲：

1. 閱讀是語文領域範疇，學校語文課以讀書爲核心，雖然由此發展出聽話、說話、寫作等能力，但是幼童乃至學齡兒童，當他們都還是處在語文發展期階段，如果家庭缺乏提供語文環境的刺激，在故事導讀活動很容易發現兒童在口語說話上出現無自信的退縮顯現內向行爲，即早發現就多一個教育治療的機會，降低語文發展障礙兒童帶給教養教育的困擾。
2. 人能發聲就能說話，能拼音寫字就能閱讀，提升兒童語文力最初啓蒙方法是善用故事提供表達技巧的模仿，引導兒童間接學會認識環境相關的物體，或人物互動情境及交流對話方式，在此同時必須注意兒童聽故事時是不是能專注，可以重複大篇幅內容大意表現聽的記憶。當大腦能將知識做記憶，再以不同方式提問或要求在同樣的問題做各類思考回答時，如果幼童能超越具體形象移動空間做思維，多元化創意表達理性感性的想法，兒童的說話會與思考統一，內容有層次結構還能把話說得很有己見，專業故事導讀者可以即早發現資優兒童，給予語文特殊教育輔導，建構較高的語文智慧。
3. 語文發展障礙程度不同，不在幼童說話時被發現的語文發展障礙，會在書面寫作的時候，被發現在語句長度、複雜度、完整性、結構、時態及空間變化性做語言應用上，出現語意概念存留在具體可見的事物，只能表達曾有過的驗驗或經驗，離開具體的事物無法有抽象概念，甚而語句過於簡略，語序編碼零散無法統整個人的思想與情感，與人交流時會發生表達性語言或接受性語言溝通的困難。因此能說話識字不代表有良好語文能力，語文能力的內涵須有豐富生活經驗，表達的內容要有豐富情感，思想的溝通需要有層次感，繪本故事導讀可以間接擴充兒童知識經驗與情感體驗，能具有通識專業的導讀者，可以預防學齡兒童閱讀與寫作的障礙。

兒童閱讀不專心家長很容易發現，但是如何培養閱讀的專注力，卻常是家長與老師不知所措的共同問題。兒歌朗讀是用爲啓蒙幼童語文力極佳的教材，兒童能從短篇兒歌讀出語言的趣味，導讀者可以再從短篇的兒歌延伸到童詩的觀察與想像，再慢慢從語言文字的美，進入長篇童話故事讀出文章的文氣，了解文字的情緒語調學習認識角色的性格，經由本文的討論，給予生活化自然的表達，有創意的幽默的應答，相互傾聽、相互提問思考回答，如果能提供「問」、「思」、「說」的語文環境，就能增進兒童說話表達的互動技巧而強化自信心，但是在爲兒童導讀兒歌的之前，導讀者需要有教學的準備。

湖面結了一層冰
好像一片透明的水晶
我把石子兒用力一扔
它飛進空中
像燕子一樣輕盈

㈣ 從觀察進入語文智能開發

文學藝術創作不是單一文字的排列，創作文學的形式經常需要與圖畫或音樂相互滲透，古希臘抒情詩人西蒙尼德（Simonides）說：「詩爲有聲之畫，畫是有形詩。」詩畫同源，詩歌藉文字音律吟唱朗誦。以〈冰上的小石子兒〉爲例，雖然是翻譯作品，但是充滿漢語文字音樂性的美，兒歌整首同一韻母到底押ㄥ韻，語言自然的節奏非常緊湊，有動作的立體感，有三個想像句：結冰的湖面像水晶、飛進空中的石子像輕盈的燕子、提雪的聲音如鳥鳴。文句中看得見畫面的形象，可讓讀者的視覺觀察移動，由冰上到天空，由冰上到冰下。它寫出兒童的一個期望，在詩句最後說：「希望冰層厚一點可以滑行扔更高的石子兒。」當我準備爲兒童導讀〈冰上的小石子兒〉之前，會反覆朗讀每一個字音，從每一組音節的標點符號讀出文字聲情，直到彷彿置身在冰上，大腦出現作者所描繪冰上的畫面能意會爲止。這時我的聽覺與視覺都能因爲朗讀，專心聚焦在文字的畫面產生形象思維，由語句的趣味理解文意進而愛上兒歌的閱讀。以這樣的感覺也讓兒童自我由朗讀體驗語言文字的美，感受如何產生形象思維。在兒童的朗讀可以診斷語文發展是否發音障礙、對字形與字音的認知與辨識能力，如果一切都正常，朗讀之後可以準備用層遞法提問與兒童互動對話：

1. 兒歌裡的小朋友最想在冰上做哪些事？
2. 兒歌裡的小朋友在冰上有事做，說誰在冰下也忙不停？
3. 兒歌裡的小朋友眼睛會移動，從冰上移動到哪兒又移動到哪兒呢？
4. 兒歌裡的小朋友很有想像力，把小石子兒與什麼東西做聯想？
5. 兒歌裡的小朋友很會描寫，怎麼說靜的和動的句子呢？

6.兒歌裡的小朋友在冰上玩，如果你也到冰上去玩，你觀察到什麼？又會怎麼說想像的話呢？
7.兒歌裡每個句子的最後都押ㄥ的音 你還記得哪些字用ㄥ發音？
8.如果我是在冰上玩的小朋友，會如何表達冰的世界？
9.冰的世界有靜態的美，如果你在冰上能看見哪些會動的景物呢？
10.《冰上的世界》爲題，你會想像說冰上的生活嗎？

以上的十個問題，除了問出兒童的記憶力，也問出移動空間與擴大聯想的能力，還問出兒童的觀察與表達，由此從〈冰上的小石子兒〉以假設性想像的擴散思考話題，引導模仿應用再創新綜合做多元思考，延伸診斷兒童創意思考力的特徵。由於兒歌是文學詩歌的藝術，藝術不寫生活細節也不讓人以邏輯做推理，藝術強調從形象思維做感受，專注朗讀可以讀出畫面的形象，從大腦構成栩栩如生的形象經由提問思考就可以聯想。兒歌可以促發豐富的聯想，讓兒童馳騁在自己的聯想，漫無拘束聯想冰的世界，這時兒童已經進入了兒歌藝術鑑賞的趣味，對語文發展遲緩的兒童無疑是開啓一扇閱讀之門，可以進一步爲之設想發展語文力的導讀策略。

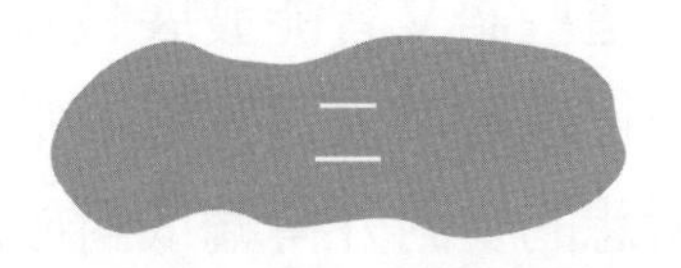

繪本線索發現學習

㈠ 資優兒童閱讀繪本的特質

不識字的幼兒是從「聽」與圖畫線索理解故事，因爲幼童由「聽」繪本故事，可以畫出自我心中的意象，雖然線條和造形不見得有美感，但是從線條賦予多元化的意念傳達自己的理解感受以後，幼童還會設計情節，以一個主角思考如何延伸出自己想表達的事。這個過程是由圖畫閱讀理解意義後，再以自我的想像做意義的表達，而這種經常在聽故事之後以線條畫出自我心理感知意象，認識故事與表達自我的情思的兒童，語文智能發展比較好，常在課堂上透過大家對一本書的思考討論做多元的認知時，他們能夠理解圖畫的象徵意義是多重的，可以對故事的詮釋有獨特的觀點，而且都明白文字與圖畫的關係並理解一個道理。被提早做審美素養啓蒙的兒童，他們也是喜歡思考，喜愛深度閱讀繪本藝術的學童，會由想像媒介超越時空和自我的意識，不先預設立場在故事的空間裡找到意義，在故事情境裡解讀人的心理或生活文化，並將自己的情感移入，以自己的想法，揣度畫家的心思，知道故事詮釋的結果沒有對與錯，很有自信、很自在地勇於表達。

能從圖畫看懂故事，並且能說故事進而能審美的兒童，語文智能已經順利地發展了，這些語文智能發展良好的兒童，在幼兒時期就懂得繪本故事的象徵性理解與表達應用，當現實生活實際事件有所認知、有所感受，所想的要對外傳輸或對於原來事件希望想有所改變做描述時，能透過象徵性繪畫塗鴨，在假裝的象徵性遊戲，建立認知學習的開始，並且將心理意象的意義經語言與他人交流。這種象徵性的表達雖然有些模糊不清，但是已經能從具體可見的形象符號理解看不見的事物，例如以貓頭鷹當作「智慧」的象徵、以獅子當「勇敢」的化身。由故事間接陳述非直接指明的情節對話意會事理，也能從故事情節想像的時空移動，發展出時空智能並擴大聯想，在故事的語言模仿，提升專用於社會情境語言的應用能力。這個能力從幼兒時期發展到學齡前的中期，已經能夠慢慢趨於發展完全，因此一年級到三年級學齡兒童，基本上能從圖畫形體直觀，發揮象徵想像創作具有童趣的童詩或童話。

只有視覺素養意境的高下，凡是越能夠超越時空想像的兒童，爲什麼知道如何看繪本裡的一幅畫，懂得由不同光線看色彩的變化，不同的角度看畫作寓喻的精神、情感、思想，從實體景色到虛構心境看出畫的意象，並聯想意會生活經驗裡的知識？爲什麼閱讀圖畫不會將視覺停留在畫面色彩與形體的認知，隨著年齡增長還能知道如何用童趣眼光看繪本的美呢？這些疑問有答案嗎？腦神經醫學研究人如何閱讀，說明人從視知覺接收訊息同時做訊息的處理，由大腦吸收進入語言中樞做訊息加工，通過腦神經傳送到大腦的訊息會與之前儲存的訊息做聯結，在理解的過程不斷做新舊訊息聯結之後，進入分析、批判、鑑賞、選擇等程序，有意義的訊息會被留下來，並在生活與他人交流中進行訊息溝通以及書寫的應用，因此多數人可以從字詞句組成段落的文章中理解形成概念。格式塔心理學有一個圖式理論，認爲知識記憶不是直接複製的，而是人的大腦接收新訊息之後會與舊又相關知識結合，產生新的心理表徵，過去感知的世界經驗會在大腦裡自我組織成體系，能推斷文字背後的意義。

繪本很美，色彩鮮豔、畫像充滿想像趣味，兒童閱讀繪本的習慣由直覺性閱讀，從表象可觀膚淺的知識，簡單概括大意的認知開始的，在故事媽媽深化探尋線索引導思考，學齡兒童閱讀繪本能進入直觀表達，看見什麼說什麼，聽、聞、感受、感覺，全是眞情實感，懂多少就說多少，當他們進入具體運思的時期，也會因爲萬物有情觀，在直覺想像上的反應，都能以物擬人化想像比喻，進行文字組合遊戲，進行直觀思維。擬人化想像是人的潛能，必須經常性、長期性地有機會不斷給予刺激，否則兒童的想像力很快就會因爲學校教育重視左腦的訓練，疏忽右腦創意想像思考的啓蒙讓想像力退化。想像不是無中生有，必須建立在舊有的知識經驗或生活經驗的基礎上。繪本故事閱讀是間接擴充兒童知識與生活經驗的途徑，但是兒童閱讀能力如果不能隨著心智年齡的成長培養「覺觀」智能，任由兒童閱讀以我的感覺爲主，兒童閱讀的時候會只知道看見什麼，不知道怎麼樣看，無法做情感與思想的推演，這樣的兒童閱讀習慣會養成隨意只「看書」的圖畫不能專注，不愛閱讀文字較多的長篇故事。

什麼是「覺觀」智能？覺是人內在本有的潛能，人有觀察事物變化的覺察力，對產生改變的因果關係，能從覺察中反省進而體悟一個道理，這種能力要經常藉外力的刺激喚醒，否則就在生活裡麻木過得不知不覺。「覺觀」是從直覺到直觀後提升到視覺思維有妙悟的境界，用在閱讀教學，它透過圖畫視覺與文字聽覺感知而審美，意會同理角色的感受，給予正面積極思維進行閱讀與理解的導讀，不是文字的認識，而是在藝術欣賞中做思維啓發人精神心理的知覺。故事導讀要協助時時關照自己的本性潛能，還要補充足夠知識經驗、情感體驗，從舊觀念產生新思想，知覺自心的內在意象，經過覺察、覺醒、覺悟的過程，思考如何改變思考而自我超越有智慧思考言說有意義的話題。

覺觀能力是天生的嗎？對於擅長用右腦創作繪畫或創作文學的作家而言，是比善於應用左腦進行邏輯思考與分析的人，更具備覺觀的能力。因爲從事藝術創作者比較能在現實生活環境，養成有意注意事物特徵進行擴大聯想，激發獨特創意思考的潛能。但是如果經由專業訓練，應用甲好像乙二物特性相似的連接想像創作，一面發揮右腦形象感知與直覺判斷，一面應用左腦記憶中的知識經驗，在視覺的直接具體感觀經由直覺想像，進行圖畫、童詩、童話，做文字組織遊戲的時候，進行藝術思維的啓蒙，兒童所創作的童詩不會有大同小異，讀起來都似曾相識，內容都是直覺口語說明物體表象，加入極爲淺顯的想像語句描述，缺乏情感表達與空間情境的美感。作品是可以在簡短語句隱藏多元層次表達心理的意象，將現實生活提煉萃取精華通過藝術形象顯現，流露對現實生活的觀察與感觸。以哈爾濱郭之浩小朋友所寫的〈冬天〉爲例：

在寒冷的冬天裡
總有一絲溫暖立定
那絲溫暖如同火苗

照盡那漫長的黑夜
在寂寞的冬天裡
總有一份歡樂立定
那份歡樂如同遊戲
播盡那樂觀的種籽
就是這樣的寒冷
就是這樣的寂寞
就是這樣的冬天
有我　有你

兒童詩字數不多，三言五句就可以是一首兒童詩。兒童寫詩創作在小學四年級以前可謂高峰期，他們的童詩帶有詼諧的趣味，遣詞用字比喻能力增強，思想逐漸跨向成人現代詩寫作階段，既能感性也能理性看問題。以哈爾濱兒童，王子明的〈父親〉爲例：

爸爸的嘴像一名護士
幫我治癒心靈的創傷
爸爸的臂膀像一座長城
幫我擋住一切困難
爸爸的擁抱
像一個溫暖的港灣
讓寒冷灰飛煙滅
無影無蹤
爸爸的大手像一個蚊子拍

一隻隻可惡的「吸血鬼」
在他的大手下骨斷筋折

兒童創作童詩的表現要能具文學藝術性，必需是經過幾個閱讀能力程序訓練出「覺觀思維」能力而得，包括：

1. 從畫作專注觀察自由理解詮釋，由此學習圖像視覺的感知力。
2. 有自在學習氛圍，自由聯想體現觀察聯想後的表達力。
3. 閱讀故事回答敘事有獨特性與創造性表達思考組織力。
4. 在有主題範圍看圖說畫，從圖畫的情境表達理解他人的心境或意境。

然而想通過這些藝術思維能力訓練，它必須有引導可用爲敏於覺察的工具，這個工具以繪本最容易取得。如果故事導讀能應用繪本圖文並茂的詩畫作品，引導從圖畫尋找線索，進入詩文的賞析，兒童會因爲一開始就讓視覺專注聽覺隨著問題展開思考進入發現學習，在與同儕的觀察與討論中擴大聯想，將曾有的經驗做聯結產生多元的思考，這樣以發現學習爲閱讀指導的策略可以培養兒童的「覺觀」智能。

(二) 繪本圖畫閱讀障礙治療

我想……《我家住在大海邊》（如圖2-1）這一本兒童詩創作繪本，它是一本可以作爲觀察兒童視覺思維能力訓練的工具，導讀時爲避免兒童陷入語言文字思考的限制，教學時詩歌的文字可以遮掩起來，讓兒童僅閱讀其中一幅圖畫的頁面，

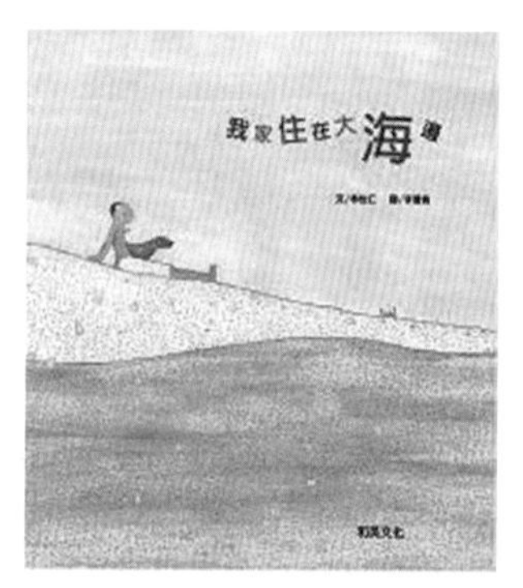

圖2-1　《我家住在大海邊》

（如圖2-2）再以提問的方式，引導兒童就畫面圖像觀察與表達。我問：「這幅圖畫你看見什麼？」多數兒童都能一眼看見畫面中央有一隻手，但是也有一位兒童沒看見圖畫的那隻手。我又問：「能不能描述這只手的形態和顏色？」多數兒童都看見一隻白色的手好像掐著東西的模樣，這時看不見手的兒童說：「看見了圖畫裡有一隻手。」這時我又問：「圖畫中這隻手它代表什麼意義？」多數的兒童幾乎無法回答。再問：「圖畫中水裡游動的是什麼？」兒童快速回答是逃亡的魚兒，因爲手要抓魚了。繼續再問：「這幅畫的藍色爲什麼有深藍也有淺藍，顏色不同的藍色代表什麼意思？」兒童們的觀察、思考、回答都漸入佳境，能從畫面圖像表達一個概念，有條理說：「天空是藍的，大海也是藍的，因爲天空下雨，藍變成灰色的，天空成爲淡藍色。天空下雨了，圖面上的白線條就是雨絲。魚兒以爲雨絲是抓魚的那隻手放下的釣魚線，嚇得趕快逃走了。」最後讓兒童讀一讀繪本童詩，兒童發現自己的感知與思考既敏銳也符合繪本詩畫創作的構思情境，對自己能從視覺觀察、意會、理解、組織表達，進而獨創聯想寫童詩無不感到自信的喜悅。

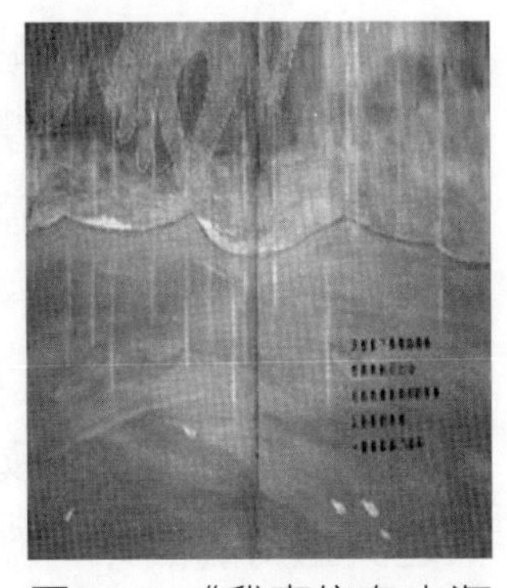
圖2-2　《我家住在大海邊》一書中的頁面之一。

認讀能力、理解能力、記憶能力、鑑賞能力，統稱爲閱讀能力。至於提升閱讀能力的方法，有朗讀、默讀、選讀、精讀，其中精讀常爲一般人所誤解爲精確反覆閱讀，以爲讓文章在大腦中牢牢地記住就能有閱讀力，故而強調一字不差地背誦記憶，這是知其一不知舉一反三地死記閱讀，只做到「熟讀」，沒做到「精思」閱讀能力培養，造成長期缺乏鑑賞與感知能力啓蒙，對於大腦訊息無法有效連接。即便是數學資優兒童也會出現閱讀障礙，無法從文字發展感知覺有感性的表達。繪本童詩圖畫多於文字，應用圖畫觀察導讀訓練專注力、聯想、想像、創作，就此進入精讀理解的階段。要想讓兒童具有精讀能力，導讀技巧要善用發問、討論、回答等方法，鼓勵有自信說話與應對的思考。如果在此過程發現兒童有語言表達與應用的困難，應用兒歌、童詩、童話故事協助多聽、多說，多層次地練習，做循序漸進的矯正，促發兒童大腦思維聯結。語文發展遲緩的兒童仍有機會應用繪本童詩閱讀教學來進行發展補救，可以訓練由閱讀學習有意注意的觀察的敏覺力。因爲繪本圖畫故事作家安東尼・布朗（Anthony Browne）說：「最好的圖畫書裡都藏著一些線索。」藉由繪本圖畫的線索發現，爲兒童進行不同層次的導讀，兒童將會更深入了解故事內容。在我們故事導讀的課堂，不是每位兒童都能自學性閱讀，閱讀教學中有哪幾種類型的兒童，適合使用發現學習法導讀呢？

1. 內向不說話的兒童

語言從互動模仿習得容易快速發展，獨生子女缺少遊戲互動模仿，語文發展遲緩比例比較高，應該說同儕互動機率小，較缺少練習語言的機會。礙於不知道如何表達思想與情感，容易溝通障礙情緒困擾，在社會性語言進化到文學語言之間的轉化，會出現閱讀理解與書寫的障礙，人際關係的溝通上容易因無自信不敢表達顯得內向。內向的兒童雖然不善說話，但是理解的事物有時比能說出來的詞彙還多，只是不知道如何用語言適切表達。如果幼稚園語文教學中可以在老師遊戲活動情境下，輕鬆愉快地學習產生自發性語言，內向不愛表達的兒童，可以經由參與走入閱讀的共同討論的活動裡。

2. 語文發展遲緩的兒童

兒童語文發展遲緩的影響因素，學者提出與家庭文化、父母社經地位、家庭中的主要使用語言、兄弟姊妹數、隔代教養、城鄉差距文化刺激不足，都會影響兒童語言編碼是否趨於精密、書寫語句結構完整。語文智能中等或低下的兒童，如果與母親交流的語言簡短，或母親對兒童的表達給予較多限制，兒童書寫的語法錯誤較多，說話的流暢度不足容易自卑無自信情緒困擾。多數語文發展遲緩的兒童，閱讀書寫雖然容易出現障礙現象，但是經由適切引用發現學習的方式導讀，不壓抑、剝奪想像的體驗，語文發展遲緩的兒童，仍有可能發揮想像力超越表象，體現象徵較高語文智能中的創意思考。曾有一位母親說：

曾有一位母親說：女兒叫寶寶，二年級，希望報名上課，授課前的訪談，作成個案成長紀錄如下：

⑴寶寶的隔代教養與行為

寶寶一歲半以前由有潔癖外公外婆帶，硬性管束不能弄亂房間。上幼稚園老師交流作用比較弱化，出現不適應雙向交流現象與同學相處困難，要麼被同學欺負，要麼無緣無故打人。

⑵寶寶的大考測試和語文發展

幼兒時期特別喜歡睡覺，現在二年級確診為亞斯伯格症。寶寶是非典型亞斯伯格症者，智慧達不到中等，左腦智力五十三分，右腦智力七十八分，二十三個月會走路，二十五個月會說話，三十個月到三十五個月口吃之後成篇說話，四歲又口吃，三個月後又正常。

⑶寶寶的學習障礙與學習行為

接收新事物能力較差，沒有任何興趣，三分鐘熱度，注意力不集中、不遵守規矩，智商沒有問題。幼稚園裡有個小黑板凳用來懲罰犯錯的小孩，小朋友都很害怕坐小黑板凳，寶寶偶爾犯錯也很恐懼去黑板凳那裡受罰，幾次以後寶寶站在黑板凳上，再過幾次站在黑板凳上唱歌搞怪，吸引老師和小朋友注意力。

⑷寶寶接受矯治與潛能特色

寶貝經感覺統合訓練，注意力、情緒、聽指令、視覺辨識、語言理解有進步、語言表達、邏輯思維、視覺追蹤、大動作、精細動作、視覺觀察還不行，可是她的琴彈得很好，記憶力也很強、不喜歡思考、想像力奇差。

⑸母親對寶寶的影響

寶寶可以說基本沒有想像力，寶寶媽曾經試著問她月牙像什麼？她說「像～～」然後比劃了兩個弧線，說月牙像這個，寶寶媽引導像不像香蕉？她想了半天說像西瓜，寶寶媽從來沒覺得月牙像小西瓜，她的回答不符合寶寶媽的想法就批評她。

在兒童的母親敘事告一個段落當下，我這樣告訴寶寶媽：「妳的寶寶很有想像力，月兒像西瓜沒有錯。」我們如果從以下這張圖（圖2-3）看西瓜的線條、顏色、形狀想像，寶寶的圖像思維認知是正確的。

「如果切開一片像月彎形的紅色小玉西瓜，月兒像西瓜也像香蕉，小玉西瓜的外皮就是～～。寶寶已經能有圖像形狀的聯想，她的視知覺發展是正常的，非得要寶寶說月牙像香蕉，這是成人的慣性思考。不符合成人的想像說話方式就批評，容易讓孩子失去自信。」雖然寶寶是非典型的亞斯伯格症者，但是也會與典型亞斯伯

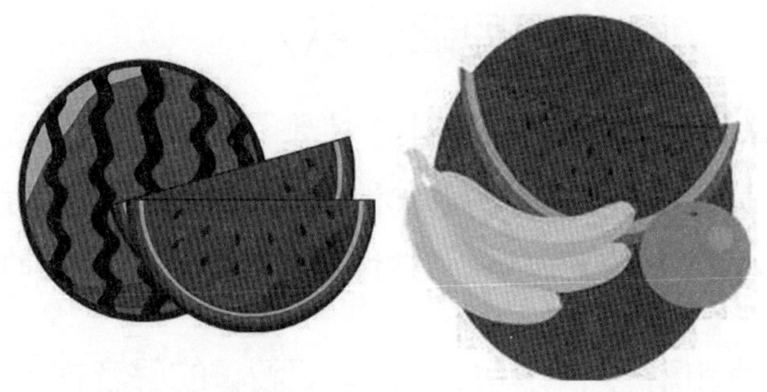

圖2-3　西瓜圖像（圖摘自網路）

格症者，在語文發展的因果關係上出現相互影響。從檢查報告顯示左腦的語文區是有語文發展遲緩的現象，但是右腦有七十八分的智力，學習寫作文應該不是問題。

一個智商沒問題的兒童，爲什麼喜歡打人、常被處罰，站在黑色小板凳上爲什麼又唱歌又跳舞的呢？這是爲了引起老師的注意嗎？你可曾聽見寶貝心靈的祕密，也許她在說：「你可以管制我的行爲，管不了我的想法，沒人聽我說，我的心靈沒有了家。」有句話說通則不痛，心靈沒有溝通的寶寶處在焦慮與恐懼中，她的焦慮表現在行爲上，她被歧視感到內在生存價值意義受到威脅與挑戰產生焦慮，藉歌唱分散焦慮的注意力，而非引起老師注意。引起注意只在證明自己的存在，逃避孤獨無助、無意義深層焦慮，如果長期找不到生存意義容易自殺，這也就是爲什麼現代自殺年齡在下降的原因。

我就兒童母親的敘事做了問題解構分析與說明後，決定接受寶寶媽的請求給予寶寶語文發展的協助。由於寶寶她琴彈得好，記憶力又強，上課第一堂，我應用繪本的內容重新爲她寫了一首兒歌：

〈月兒唱新歌〉

作者 張嘉眞

小妹妹把船筏　　划呀划呀　　划到彎月邊
彎月兒笑哈哈　　笑呀笑呀　　落水魚打轉
月兒唱新歌啦　　唱呀唱呀　　唱不完的歌

兒歌音律和諧心不易焦慮，在朗朗讀書的聲音裡，感知美學與畫像及字義聯結，可產生情感與心理意象的聯通想像。寶寶一面讀著兒歌，一面對著圖畫覺察畫作的意象代表的意義，寶寶朗讀聽著自己的聲音逐句地記誦兒歌反覆記著與讀著慢慢產生心象，再用文字表達心裡的意象，寶寶上課的第一篇想像敘事寫作這樣完成了：

哇！好多魚啊！有黃的魚，有橙色，有月亮的影子，有小魚的影子，還有小船和小朋友的影子。

小朋友把月亮給擦亮了。

小朋友看見樹和小屋，原來，小屋是他家，回家彈起悅耳的歌。

有了第一次無壓力愉快的學習，寶寶越來越專注並且喜歡從圖畫與文字中思考圖畫裡的話意，能自我詮釋表達走進繪本學習如何與老師溝通，說話有自信不再焦慮，對未啓蒙的語文發展應有的基本能力得以快速補救建構，自我思想重新受到應有的尊重，心裡點亮被看見的光。這樣的陪伴互動歷經半年光景，有一天寶寶媽欣喜若狂地說：「寶寶的語文期末考分數是八十三分，進步得令人無法相信。老師，太感謝您了！」我毫不思索反問：「之前的語文分數是多少呢？」寶寶媽回答：「三十八分。」八十三分是三十八分的顛倒，寫錯了嗎？當然不是。這眞是令人驚喜的一個分數，八十三這個數字代表什麼意義呢？繪本圖文合一可以在兒童發展補救教育上刺激想像知覺，想像是人天生本有的潛能，想像一旦長期被壓抑會退化，將無法從具體形象思維超越到抽象思考，語文發展也會因爲缺乏想像力影響閱讀與書寫的表現，出現無法自編故事的創意思考障礙。

我們早期父母對嬰幼兒的成長，只有保育撫養的觀念，對幼童智慧發展、創造思考力、社會適應、情緒發展……等，都是缺乏認知，疏於教育啓蒙，更別說懂得如何由閱讀促發視覺、聽覺審美感知，雖然隨著繪本提供幼童生活對象名稱、形體、顏色、數學、社會、自然等內容的學習，教育水準較高的母親會選購相關讀本做認知閱讀啓蒙，但是繪本如何能增進幼兒身心健全發展、養成良好生活習慣與態度、充實兒童生活經驗及倫理觀念、陶冶道德情操建立良好人際關係，父母與學校老師在早期都是一無所悉的。因此當時若談審美教育治療，「治療」會立即引起「精神心理有病」的誤解，這種心理現象是可以理解的。因爲如果我們看1975年研究教育治療的教育學家瑞希特（Hans Günther Richter），提出審美教育的重要與功能，說：「全人教育的內涵包括感性和理性，學校教育過於偏重邏輯思考訓練，忽略個人感性直觀的能力培育，造成高理性智商、低情緒智商的現象，當無法適當抒發自己的情感，出現理性與感性失衡現象，將會影響健全人格發展。」可見西方國家也曾經走過和我們一模一樣的教育時期。

3. 專注力不足的懼學兒童

「讀故事」只把聲音讀出來，讀故事有什麼價值呢？只要「做」就有體驗的價值，聽和諧有韻律的聲音，可以緩和兒童的情緒發展溫和個性。兒童語言發展從「聽」開始，朗讀故事可以觀察兒童聽知覺與視知覺是不是正常，正常的兒童目光會隨著聲音移動，掌握故事語言變化。發音正確的朗讀，可以引起兒童專注聆聽，視覺會主動聚焦在母親的唇形，自然而然喜歡聽話與說話的興趣，日後的說話字正腔圓有自信溝通。缺少聽故事的幼童，容易錯過聽覺及視覺障礙發現的時機，造成日後語文發展遲緩，影響智慧及溝通和閱讀理解的困難，生活常左顧右盼，停留於事物觀察的時間極短，無法有意注意事物特徵，不能敏於覺察，自然降低事物聯結的想像，不容易有想像的創造思考力，不能從眼前可見具體事物，超越感受眼前看不見抽象的另一個世界，任何需要思考的學習都感到無聊，學習的動機意願不高容易不專心，學習障礙、學習低成就，偏差行爲因應而生。這類兒童在學校老師與家長的印象中，最常提及並總結在專注力不足。專注力不足的產生因素很多，症後群也各有不同，約略可以就學習行爲與生活行爲影響做以下歸納：

(1)注意力不足發呆型影響課業學習的後遺症現象

①不輕易表達回答問題，上課心不在焉，有聽沒有懂，容易忘記。

②寫作業、考試粗心大意，學習抓不到重點，重複練習還是出錯。

③學習態度散漫，須經不斷提醒才能完成老師交代的工作。

④排斥需要思考，須較常時間專注的活動，參與容易因挫折放棄。

⑤學習障礙無自信、恐懼，以頭痛、肚子痛爲由拒絕學習狀態。

⑵專注力不足過動症衝動型影響學習出現生活行爲後遺症

①常忘記該做的事與常遺失物品。

②容易被外力所吸引分心，持續力三分鐘熱度，缺少毅力。

③遊戲參與意見很多，不容易安靜傾聽，喜歡搶答、插嘴，不懂輪流分享。

④上課任意走動，不容易遵守共有生活常規的約束。

⑤兩歲自主期若處理不當容易焦慮引發情緒反抗。

⑥十四歲青少年又是另一波情緒反抗期，處理不當容易引發不適應社會行爲，出現對立性違抗症，日漸形成邊緣性人格。

一般人從行爲異常進行專注力不足的判斷與描述，極少意識到幼童感知覺啓蒙與大腦智能發展關係，對專注力不足的影響，更少人曾認識到語文發展遲緩，造成專注力不足在行爲上可能產生的後遺症。於是對專注力不足的兒童或青少年，除非過動症的情緒困擾，比較容易被重視進而求助醫院精神心理用藥物控制之外，類似發呆型專注力不足兒童的焦慮，家長總是不知所措，甚而猜疑老師的教學缺乏生動吸引力所以學童才會不專心，或推託師生關係不和諧致使拒絕上學。家長的說法通常根據兒童描述做轉述：「同學都在說我壞話」、「老師講課很快我聽不懂」、「會的習題一再重複要我們練習」、「考試前十名才被重視，我每次舉手老師也不會叫我回答」……，這些理由是兒童主觀的感覺，如果親子之間缺少情境推理溝通，父母容易因認同兒童的理由誤解，因爲無法排解老師教學風格，陷入無奈順應兒童的不當行爲滋養，所以讓恐懼學習或拒絕上學的心理一直存在，出現專注力不足拒絕學習的後遺症行爲。

懼學症（school phobia）最早出現於西元1940年，1960年之後，學界多使用拒學症（school refusal）描述因情緒困擾挫折而拒絕上學的行爲。醫學研究拒學兒童有時是因精神官能症或情緒障礙，如憂鬱症、強迫症、過動症等疾病引起，需要專科醫師協助穩定病情。精神科醫師說，多數兒童或青少年可以自行且規律地適應而且進入學校學習，但部分兒童與青少年在面臨上學時，感到強大挫折情緒，造成缺席狀況，除了短期內造成課業落後，對患者心智健康上也有中長期重大影響，嚴重者可能造成青少年或成年後患有焦慮疾患或是情緒疾患如憂鬱症等。一份追蹤三年的國外研究顯示：將近一半拒學個案，在六個月後仍然有拒學症，另一份研究顯示，經過十年追蹤後，百分之三十個案患有一種以上精神科疾病，另外拒學症也是自殺、未成年性行爲、未成年懷孕、暴力、意外、藥物濫用危險因子。

拒學的兒童在初期往往不會直接說「我不要上學」，而以病痛或其他方式表達，拒學是結果，什麼原因拒學？理由五花八門，有的迷上電腦遊戲、有的學科成績不佳、面對課業感覺厭煩、出現倦怠的心態、人際關係缺乏自信畏縮、言談貧乏興趣狹隘沒有朋友，還有的因爲朋友轉學，覺得沒有朋友了也拒學。教育輔導工作如何能喚回拒學兒童對學習困惑的心理呢？以下提供經驗分享。例如：

應用讀報從生詞聯想出無數可以組織一個主題情境的詞彙。這是由積累語詞增進使用語言閱讀的良策，詞彙量增加的同時，兒童應用語文的思考力也在增加，閱讀與思考雙管齊下，提升閱讀的理解力，從識字到語句的理解，此乃「工欲善其事，必先利其器」的道理。或使用圖畫敘事與分享的方法，讓同儕分享不同文化的生活。尤其在新移民家庭越來越多，班級有來自不同族群，相互認識生活方式，既學習相互尊重，又降低被排斥的機會，更重要的是圖畫敘事是自心的表述，若能經由同儕的傾聽與對話，可以提昇溝通表達力增進社交能力。

拒學兒童常說「討厭」讀書，爲使「討厭」改變爲「喜歡」，如果靜態的閱讀活動較難產生作用，將繪本故事改變爲心理劇，或以互動方式進行，提供兒童發現學習，或者合作學習的方法，都是可見其效果，但是容易受限編劇策畫，執行上需要長時間與空間有系統的規劃，因此協助拒學兒童，如果能以讀書會組織教育性團體療法，應用在以讀書爲核心的語文教學是可以看見事實的改變。

教育性團體療法之構想，源於馬斯洛與羅傑斯等人本心理學家認爲，人可以靠自己的力量發展健康心理，呼籲人應重新檢驗自我的生活價值，開發自己的潛能，於是心理學應用團體小組成員的講座、討論、訓練、互動作用，促進人自我成長與適應社會的能力。因爲羅傑斯對處在加速變化，處處充滿危機與矛盾世界的人們，認爲教育應該培養適應變化並且知道如何學習的人，在變化過程獲得能力，這樣的人能以開放態度包容不同意見，自覺生活內容都有新的意義，並且能給予學習的自由，降低挫折的威脅，就可以成爲一個理性能適應社會要求的人。

羅傑斯以存在主義哲學，認爲每個人存在以自己爲中心不斷變化的經驗世界中，個體是根據所經驗的或知覺到的現象才作出反應，並且是有組織的整體反應。於是在當事人中心療法中，鼓勵當事人自己交談、解決自己的問題、治療者指爲當事人澄清思路，羅傑斯將這種方法推向學校，主張教學應以學生爲中心，促進學生的學習和改變，爲學生個性充分發展創造條件。實踐這樣的教學理念，筆者採取以下策略：

將學童閱讀學習的困難，設置爲共同解決相互承擔學習責任，實踐利他主義，體驗領悟面對學習挫折如何自助人助，學會從網路資訊尋求解決問題的方法。由於將閱讀困難的問題普遍化，學童能理解別人也有同樣的學習困難，不因爲自信心不足而畏縮，提供一個可以共同解決閱讀相同問題的合作任務小組，使在任務分配爲達其學習表現要求過程，相互修正自己的學習方式，知道思考如何思考與表達之外，因爲將教材及各組表達主題開放，由各組自行討論決定學習的內容，並且自訂如何達到傳遞有意義訊息，每週讓所有學員都能在參與學習活動中間接獲得書本以外的知識，開拓視野有不一樣的見解，同時以發展不同層次的能力爲學習目標。

這個教學策略以學童爲學習的主人，自行決定每一次閱讀討論的主題，自行應用科技媒體上的資訊，設計分享閱讀的活動內容，圖畫的選取可以是一幅名畫，一件公共藝術背後創作的故事，一本可以探討生命教育或交友的繪本……繪本是生活素材的縮影，能引發對生活的關注與發現，寫實與虛擬的內容，都可以讓學童思考如何發現文本創作的線索作導讀，讓「讀書」的壓力，化爲探索的動力。

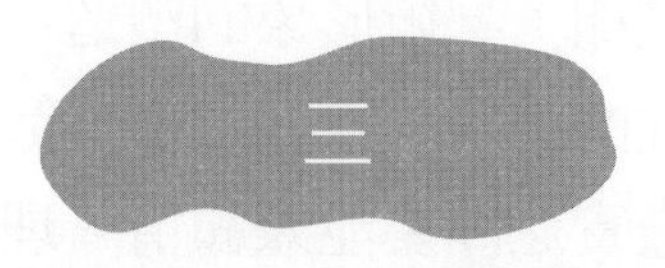

童話隱喻導讀素養

㈠ 童話藝術想像思維過程

繪本童話故事爲什麼都要用以物擬人寫作呢？童話是兒童文學創作的一種形式，以故事體寫成的作品，必須符合文學心理學的要素。我國古代文藝理論中有個重要的語詞叫「神思」，它是指藝術思維想像的心理活動，也就是探討藝術想像的過程。藝術想像是創作的靈魂，也是藝術家對萬事萬物巧妙觀察後，以奇特設想抒發內心的感悟，現實的事物經藝術家觀察，以及經由心靈的改造，現實的物像已經不再是簡單形式反映，而是藝術家個人獨有的心理意象，這個意象有藝術家巧秒的聯想，遠超過所見事物的模擬，從現實推演理想，將曾經歷過的情感體驗相連接，所以神思就是心理想像活動，以及形象思維的過程，可說它就是藝術思維。

藝術想像它超越時空，不受常理與常情的限制，因爲藝術家在想像過程，必須充分體現自己的思想情趣，在構想某種不符合生活現象，如何象徵聯想的時候，也正是藝術家強烈情感被激動的時候，寫作的思緒如海濤湧起，無數生動的形象紛至沓來，藝術家這時可謂神與物遊。藝術想像固然可以不合常理，但是藝術表現卻也要符合創作的通則。例如：藝術形象的塑造，如何保有事物形體的本質，又能傳達精神性的神情；再如故事情節可以虛構，卻又必須以現實生活爲基礎，虛實之間要能兼顧情、理、趣，三者的關係要能夠情景交融，這也是文學的美學精神，古典文學如此，兒童文學亦是如此，所以童話故事簡單的情節，人、事、物、地，都不離現實生活，但是現實的一切，卻有簡單中的不平凡，在藝術想像的創作筆下令人回味不盡，總是想一讀再讀。

兒童以「萬物有靈觀」發展藝術想像的思維，童話以兒童爲讀者藝術思維創作，以物擬人化故事寫作，符合文學創作要領，重要的是符合讀者思維的模式，在以兒童爲本位的寫作，童話故事的構思如何讓情、理、趣，三者交融爲一體，在故事的情境中默然使幼童讀者，因爲閱讀而學習並自我成長呢？童話以故事體虛構情節，有寄託性的賦于道德潛移默化，或者一個簡單的情節引出生活事理，在故事中有所寓意使之思辨領悟其間的道理，由此可見童話是具有寓意的故事。以《哈哈林系列》的繪本叢書爲例，故事一套共有十三本，每一本書都以物擬人化，以動物爲主角，看似用動物作生活的假裝遊戲，其實是寫實生活再現的繪本故事書，每一個主角都有其特徵性的綽號，小心眼是狐狸，一陣風是松鼠、愛管事是小狗、智多星是貓頭鷹……，人會做的蠢事，解決問題能想到的方法，都在故事情節中呈現，故事角色多元化，問題多樣化，心思多變化，生活環境差異化，這類型的童話故事有什麼作用呢？

在認識動物生活習性又可理解能互助合作、樂於參與，就能被肯定，獲得成就感的樂趣。兒童閱讀這樣的故事，能獲得日常生活同儕互動的要領，最普通的語言應用知識，如果能深度引導認知心理思想表現與行爲關係，不同情境、不同個性在對話語言上獨有的風格、在故事裡的突發事件，看冷靜思考顯現智慧的貓頭鷹，如何足智多謀幫動物朋友解決問題，這種故事可以提供幼童適應社會環境模仿的典範，滿足兒童在假裝性遊戲中傾向有計畫結構、複雜情節的虛構故事自我設計中，模仿如何將他人納入遊戲的角色，更靈活應用遊戲的替代品能力需求。幼童的假裝性遊戲也可以說它是幻想性遊戲，在兒童的成長中非常重要，因爲幼童必須在幻想體驗中理解生活環境做擴散性思維，擺脫現實的直接束縛而超越領悟事件和經驗。爲滿足幻想性遊戲，兒童須不斷透過新遊戲、新規則熟練技能，以物擬人化的故事，可以讓幼童從中積累相關的認知經驗，學會幻想性遊戲，有良好假扮技巧，同時也是奠立閱讀興趣的開始。閱讀可以擴充兒童生活經驗，以物擬人模仿兒童的生活，有利於了解他人觀點的能力，發展較好的人際智慧，在社會情境裡較能推理，對問題解決的靈活度更高，語言應用內容也變得複雜豐富多了。在幻想性遊戲裡會常常得到同伴們喜愛，當群體的領導人，指導遊戲的故事背景如何安排進行，並使用哪些道具和分配角色的工作。

由此可見，幻想不是成人所誤解的白日夢——有害身心不切實際的空想。相反地，幻想是人成長過程必要不可缺的要素，尤其幼童處在前運算思維時期，需要獲得象徵性表達應用能力。這個能力的養成，一個是幻想性的遊戲，一個是幻想性的故事。通過以物擬人化的故事養成這個能力的兒童，在追趕跑跳碰的遊戲之外，會應用玩具或與同儕互動創造情境和角色，依想像編造一個可以相互對話或自我對話的情節，有時表達失敗強烈沮喪、生氣憤怒的情緒，有時表達被忽視、缺少關注的無助感，有時模仿成人的動作或語言口吻，想像自我與他人在生活中眞實互動的狀態玩象徵性遊戲。象徵性遊戲活動內容由簡單重複進行，進化到複雜、有組織結構、多角色的情境與情節，象徵性的物象替代也依角色及情節需求有更多變化。

當幼童已經能從幻想遊戲發展出對物體對象性質作用的探索，對於人在社會性組織的關係想要有更深的認知，人與人之間問題解決的方法想要有更靈活的應對，有時候雖然已經能分辨事實與象徵性的區別，卻也仍然需要幻想性的故事作爲支持幻想的朋友，引導在幻想中如何參與複雜性社會性的活動，能在與他人遊戲中自我情緒管理建立良好人際關係。繪本的藝術想像，由於象徵的應用可以抽象概念具體化、形象化，讓深刻複雜的事理單一化，延伸擴大聯想發展想像力，將心裡內在情緒向外宣泄獲得解放，能表現具個人獨特化的意義，在幼兒這時期充滿幻想，也不得不幻想時，童話可以建構對具體物象的象徵性理解，由具體實物轉化到抽象思考。

童話內容有很高的比例以動物擬人化寫作，雖然以物擬人化符合兒童閱讀學習的心理，但是寫作能力高下不同，就未必每一本故事都適合兒童閱讀。就像有一本故事開場白說烏龜很想看見年久失傳的椰子舞，烏龜侄孫猴子，自編椰子舞娛樂烏龜，這個故事不論後續如何發展，以老烏龜的侄孫是猴子，在物種生態裡是一個很明顯的誤導，縱然是童話的想像也不適合提供兒童閱讀。因爲只看故事大意不懂進一步從故事語言分辨對與錯的兒童，長期閱讀這類的故事，導讀者如果不做導正理解想像也需要適切合理性的要求，兒童在自編故事的時候，誤以爲只要我喜歡任何想像都可以，常自編出不合物態習性、扭曲事實的故事，這就是家長認爲童話故事不實的想像對兒童思辨力危害之所在。爲不使家長害怕想像對兒童誤導的影響，導讀者在以物擬人化的故事情節上，既要認識藝術想像的意涵，也不能不在故事寫實與虛構之間，多一點文字語言的推敲。

㈡ 推敲故事的隱喻句

我國古代文藝理論在討論「神思」之後，還會談「隱秀」的問題，因爲當藝術家在藝術想像激動了思想與情感或志向時，並不會直接不修飾的說清楚講明白，必須思考如何將思想與情感化作藝術的形象，以何種美的形式表現意象特徵，最常使用的方法是寄寓現實的具體形象之中。所以「隱秀」指思想與形象的關係，思想、情感、價值觀、事理、見解……如何隱蔽在形象裡，寓作者心靈的情趣在其中。表露有意在言外含蓄的美，產生言有盡意無窮的審美效果，讓讀者發現和感受生活中平凡事物有「新」意。

寫作的「新」意不在於文辭雕琢，而在於眞、淡、悟、味，眞是寫實的景象能逼眞自然的描寫，如親臨實境的熟悉感；淡是隨表達的語言不深澀難懂，情境設計的景象不過於奇特驚險；悟是在生活中看似平淡的景象，能促動人內省反思理解，感同身受能有同理，領悟人與萬事萬物相互依存的關係；味是口語化的語境也能有望梅止渴一般，有不在潛能能視玫瑰綻放的美，言之有味不在過分求巧，不在詞藻的堆積，在閱讀之後留給讀者想像空間，餘韻猶存的文學意味。

我想……作者赫姆・海恩創作的《珍珠》是以物擬人化的童話，如何推敲故事的隱喻句？首先應該掌握作者如何藝術思維，思想寄寓現實的創作技巧，從分析解構文本作形式與內容的深究，有助於對故事中心思想的導讀。《珍珠》的開場如圖書畫面，一艘小

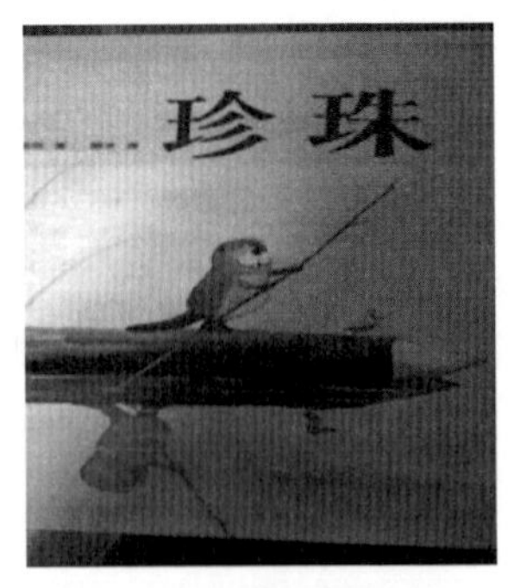

圖5-1　赫姆．海恩，《珍珠》

船帶著巴比緩緩地飄向湖心，船上的巴比，在湖裡玩的時候尋獲珍珠，爲獲得寶藏感到幸運，把貝殼緊緊的抱在胸前，閉上眼睛開始做著美夢……

這篇故事從巴比的小船飄向湖中，尋獲珍珠貝殼之後，貝殼是他唯一專注的事，接著就以夢幻的手法展開。寄託於夢幻的寫法在西方的繪本故事很多，因爲夢幻是內心活動的特殊表現形式，體現人深層意識與思想情感的變形，同時具有超越時空限制表現藝術的自由，兒童喜歡閱讀夢幻型的故事，在另一個似眞似幻的世界，進入作者的心裡。

《珍珠》的第二段就是以作者意識流動法，帶領兒童進入巴比內心的獨白，對所刻劃的形象自由聯想，作品如何以隱喻處理思想與情感呢？故事以夢和奇誇的語句描寫森林中的朋友因羨慕而嫉妒得臉都變白了，以對話描寫巴比回答時的不願意吐實心境，當別人問珍珠是哪裡找到的，巴比吞吞吐吐的說：「在森林裡，在伐木的時候找到的，離這裡很遠很遠的地方。」也描寫因羨慕和嫉妒激起所有森林動物一起在湖裡尋寶的行動，故事因此有了一段精彩的對話：

……巴比嚷著：「我蓋了這座水霸，所有的貝殼都是我的！」沒有人理會他的大吼大叫，直到大熊忍不住生氣的咆哮著，「你用什麼東西造你的水霸？用我們森林的樹木！所以湖和所有的貝殼都是我們的！」巴比只好眼睜睜看著越來越多的動物加入尋寶的行列。

巴比夢裡的場景雖然是虛構的情節，但是在作者以置身局內的方法，好像自己就是巴比在現場，親眼所見、親耳所聽似的，眞情實感的親切口語敘述故事，自然地以誇張手法做變形設計應用「朋友」的行爲，渲染爲滿足物欲爭奪所露出邪惡的心態使故事情節有了高潮。渲染爲滿足物欲爭奪所露出邪惡的心態使故事情節有了高潮，把人貪念的惡性表露無遺，「水霸打壞，好讓湖水流乾。」、「瘋狂的尋找貝殼，每找到一顆貝殼就爭吵不休，彼此辱罵，還互相丟擲泥巴。」這個段落的描寫符合藝術創作假與眞的關係，夢是假的虛構情節，人性的反應是眞的事實，藝術以現實生活爲基礎，而不是主觀的虛構，虛虛實實創造了故事的生動感。這個故事的眞實感在於體現人貪於寶石物質追求無人不愛的眞。《珍珠》是一篇能吸引閱讀又能思索意義，在故事藝術虛實的處理巧妙應用情境供讀者與舊經驗聯結，認識自我的心，算是優質有隱喻性的寓言故事。故事圍繞著人心之惡「虛榮」、「嫉妒」、「佔有」的因果關係，又在一場大火中驚醒的安排下描述巴比內心的變化，讓事理戲劇性的做了轉折，這是涵養道德情操不言可喻的作法。

這是涵養道德情操不言可喻的作法。道德的薰陶是文學藝術的功能，兒童道德的養成不是諄諄教誨，而是用故事潛移默化，人性的貪念如何消除呢？這是高境界的精神心理，故事用一把火燒盡是處理如何不言說而悟理的手法。「無數的火苗吹進森林裡，巴比的房子著火了，而湖裡卻沒有水可以救火。大火吞噬了一切，甚至巴比和那顆貝殼。巴比從他的惡夢裡嚇醒了，他沉思的凝視著緊閉的貝殼。」人生如夢，故事虛構的夢，有眞實生活人心晦暗的一面，童話故事《珍珠》以藝術隱秀手法，或有人說隱喻，主要都是讓兒童在形象思維認識人性與人心，不說道理也能領悟。

隱喻性的故事運用文藝美學原理，將極爲平凡的生活話題，寫成兒童可以理解的故事，在淺顯的語言對話裡，讓讀者在閱讀過程聯繫家庭生活經驗，以及發展個人的情感體驗認知，人生哲理融於情節中，讓讀者自我意會反思，不知不覺對人心本性經想像起了「教化」作用改變人的意識，這也就是繪本故事另一個富審美教育治療的價值。至於「治療」這個詞它有協助與教學的雙重意義，審美教育治療不是教讀者在閱讀故事之後，對比分析什麼是美或什麼是不美，而是運用故事創作在文本裡所結合語言音樂性、繪畫視覺思考、童趣的遊戲、生活環境體驗敘事所具有文學藝術，或者是應用各種創作手法結合語言比喻修辭，感受語言美感同時協助發展學童語文智慧、調節情緒困擾發展內省智慧、文學敘事自我思想與情感表達，發展學童語文力與自覺力，發展人健康心理的特質。

《珍珠》以物擬人，縱向以隱喻說一個事理，橫向鋪陳時有諸多寫作技法應用，創造藝術形象塑造與強化思維的滲透。如果想讓兒童對故事有深度「理解」，導讀者應該培養自我有「理解」性閱讀能力。理解不僅是故事結構技術的理解，理解還含概心理的理解。於是成人有必要深化理解具有文學內在美的故事如何創作，需要試著進入作家與作品的心靈世界，經由故事隱喻的推敲，一層又一層地解開文字隱喻的意義。因爲繪本故事的創作者，清楚知道爲使貼近兒童的需求，須隨時提升自我創作藝術修養，自我培養高尙的靈魂。庸俗追求感官享受，單純回憶記錄自我的童年經驗，像寫自我成長歷史的故事，將不會創作出吸引兒童閱讀的文學。

㈢ 繪本故事導讀自我教育

兒童文學作家是懂得用藝術與兒童溝通的文藝心理學家，用繪本伴隨兒童成長的精神糧食，以口語化和生活化爲寫作特色，教兒童生活常識的認知，更描述兒童在生活裡，微妙心理的變化，以溫馨有趣合乎兒童語言特徵同理兒童的心，發揮故事藝術教育功能。身爲故事導讀者是作者與讀者的橋樑，理解作者的用心，導讀之前也必須設身處地爲兒童著想。試想如果我是他，會怎麼做或會怎麼想，更重要的是用心觀察兒童的心，用心傾聽兒童內在深層的聲音，思考如何將故事聯結兒童的經驗，讓兒童學習做一位有創意想法的讀者，激發自己成爲一個有創意想像的人。閱讀文學時能不以感官接觸到事的表象知覺爲滿足，懂得在心物結合的剎那融合情感想像，將個人的情感移入或投射在物象裡，直到大腦浮現新的一個意象，讓自己的情緒都激蕩起來，直到享受了閱讀之美的快感才放手。因爲能有創意思考閱讀的人，都是在生活裡自然接觸事物，順乎自然由心底去感受美的快樂，當心中的快樂不自覺在大腦裡激發出自我意念浮現一種圖像，進而可以無限與生活曾有的知覺聯想，即時把握由心靈產生的感覺進行生產性想像，兒童就不會只是一位「聽眾」，日漸會在理解故事後塑造自我的新概念。

我曾探究制式回答問題的兒童，他們閱讀思維的特性，發現教養教育給予教條式的思維框架，經常造成兒童以舊經驗思考模式應用在不同故事情境時，出現以下現象：答非所問、懶於對問題思考只聽不說、長篇故事只翻閱圖畫不閱讀文字、詞彙不足表達簡單、對複句的聽話理解障礙、意會錯誤與他人溝通容易情緒困擾。至於多數學童爲什麼閱讀只看文字理解大意，沒辦法從複述片段的文字獨立思考、自行分析文句特色、發表自己對語文的認知與感受，無法從作者的視角找到問題的關鍵做思考，這樣的兒童閱讀故事必須直接從眼前事件做感知，很難從虛構的故事情境，經由想像聯繫事件與事理關係，在受限於邏輯思維不足的情況下，有時是跳躍性思考，無法有順序把握問題重點，有時只用經驗直覺做思維，當在有限的經驗或過往不當經驗，形成不正確的信念，審美態度與價值觀及行爲都容易偏差。

要想導正以上現象需要經由導讀的帶領，必須從作者隱藏在文字的線索貫串起來，對於故事美含糊不清的感覺，需要經由層層討論，藉同儕互動表達，相互學習來自不同經驗，對同一個問題的多元思考，對故事的整體意義有了概念，當不斷經由導讀的賞析教學進入鑑賞故事的層次美。當閱讀素養能提升到可以進行批判性思維，這時大腦的空間智慧、邏輯智慧、語文智慧、內省智慧、社交智慧已經建構起來，對問題的看法可以既有主見又不失客觀，言之有理、言之有物，待人處事能思考縝密和善圓融，故事就達到文學教育陶冶心性的目標。當兒童的心智成熟到有足夠能力，由故事做問題的思考辨別，就可以延伸到自我生活情緒的管理，由於這個過程看似在閱讀說故事，但是兒童自身的生活故事也在說故事中自我同理，兒童就此認識自己生活的情感與思想，可以用自己的心管理自我的行爲。所以繪本導讀帶領得宜，能讓兒童經隱喻做閱讀思考，產生心理與行爲的變化，達到文學陶冶心性的目的。

每個人的生活都有藝術想像與追求美的滿足需求，能在美育上獲得滿足的學生，感知覺會更敏銳，精神心靈將能健康發展，而提供兒童美的學習，滿足兒童想像需求的教材就是繪本童話故事。繪本童話美的營造都盡在不言中，閱讀的人不論是兒童或成人，自己永遠是文本的主人，可以依自己所知辨別與想像，結合自己生活經驗與情感體驗再創造。童話的美不僅在視覺所見的形體美，還有聲音的美，以及來自心靈的一切都很美，更重要的是能否讓讀者在閱讀思維過程產生關聯而覺悟。

能寫兒童故事的作家是能自我認識與自我追求成長與改變的人，懂得用自己的經驗以藝術方法，描寫兒童精神心理發展的特性，利用故事創作把生活納入想像，重組與建設人的知覺與認知，其洞察力比心理學家更敏銳，他知道經由象徵性對話，對擴展兒童單一視野是個好方法，知道故事讓兒童學會觀察自己的本色，讓兒童穿透文字自由轉化不同的時空，自發性產生各式各樣的思想面向，用肉眼看見深層的心靈活動，消除內心情結。

身爲一位童話作家，在創作時必然需要考慮「爲誰而寫」，心中有了讀者的存在，落筆爲文處處想著讀者的心理需求與認知能力，題材思維不以「我」爲中心，不將自己的經驗、情感、思想，一廂情願塞進文字符號，強迫讀者吸收超越自我所能理解與體驗的知識經驗，而是走向讀者的生活文化做觀察，以自我曾有經驗去同理讀者的心境，在淨化自我主觀意識，客觀思考「爲何而寫」之後，再去鋪陳內容結構，決定文體形式；當展開寫作技巧時，不以成人的口吻與視覺說深奧語言，以接近生活且親切富藝術想像的表達方式，體現讀者生活文化激發出來的另一個心靈世界；這種文學家常常會認眞思考，如何鼓舞兒童熱愛生活，追求眞善美的生活。

童話所描述的問題普遍存在，它可以用以物擬人化寓喻事理，同樣可以生活故事啓發推理思考，教兒童看見問題的因果關係。遺憾的是在親子教育中卻不知道繪本對人文素養提升的價值，於是我常說想要有成功的家庭教養需要懂兒童心理發展，教導需要工具與手段的介入，寓教於樂比較能解決問題；童話故事知道尊重兒童本有的智慧，藉由描繪動物及與大自然相處的情感，設計故事內容充滿人性的悲心，兒童自行閱讀後就能模仿進而發酵，由內而外顯露人文最自然、最眞實的美。

童話積極關注人的內在經驗，字裡行間清晰可見用心感受兒童生活周遭的一切，他們替代兒童描述心理的感受，描述自我的知識經驗，整合思考網絡體現自我價値觀，在故事的線索促使兒童「注意」，發現生活的美及價値意義，以及人性情感與智慧。只可惜諸多成人都以爲童話是想像不實的故事，更糟糕的是自以爲成人爲兒童編故事是哄騙小孩聽話，對兒童說故事並不會對童話淺易語言藝術內涵多一層地深究，對文本與閱讀心理關係更無所悉，無法運用兒童閱讀文學之後產生的情感與思想，引導再一次生產自我有意義的思想和情感做表達，使兒童從閱讀中除了獲得知識的成長與心靈的改變，同時也讓兒童文學成爲藝術治療的工具和手段激發兒童高尙的情意。

晚近幾年在大量閱讀活動的推廣下，兒童閱讀風氣大開，對於有心想利用童話故事發展兒童情意的老師，或想藉童話進行文學敘事治療的心理治療師，仍有不知道如何善於掌握繪本故事的特性，不知道作家在故事創作時用什麼樣的心面對兒童讀者，用什麼樣的方法創作啓發兒童心靈與智慧，不知道兒童如何與屬於他們的文學，在閱讀的時候相互的情感交流展開自我心理對話，能再更進一層由故事轉化到生活做反思改變行爲？我想再告訴初試繪本故事有意從事藝術治療的導讀者：繪本是美的藝術思維，閱讀美不僅要有知識學養，要從生活觀察與體驗在做中有發現學習的能力，隨時能結合生活文化跨領域延展出多元視野，更需要靜心思考反觀內心的感知覺，有情感體驗的感受力，接近美的藝術能有豐富情感，對藝術學習不會感到自卑、冷默、恐懼，不知如何從知性，自我提升到感性的欣賞。如何從藝術審美的暗示法滲入人心，啓迪人從現象自覺反思，必須有童心想像的創造力能從藝術的伏筆中經由擴大聯想，對情境所認知的心理做描述。

一個能引用藝術對他人做教育治療的導讀者，通常會是一個能經常接近美，有審美與創造美能力的人，平時也會喜歡以閱讀爲生活的休閒，能以影劇欣賞延伸至其他藝術欣賞，表現較高的自覺性，能從故事的情境中探索並推理思考，由具象的感官認知進入抽象概念的思維，在繪畫意象表達敘事能展現不同空間的想像，由此發展出演繹思考，喜歡參與藝術活動因富有想像力言談幽默，團隊互動能傾聽、謙讓有禮與回饋，在群體活動累積經驗、分享體驗，自在於自心的世界，卻又能從做中反思與他人討論，建立良好人際關係，寫作時能將其生活所知整合歸納出邏輯結構，又能在層層問題中，分析解構問題，隨年齡增長既能抒情又能侃侃而談論理也說明，這種人才就像蜜蜂，能從花田吸取不同的花蜜，整合釀造出比原有花蜜，更爲濃郁香甜的蜂蜜。

四

兒童的繪本讀書會

㈠ 從讀書到教人的學習

推動繪本閱讀教育，家長最常問的話題是：「學齡前閱讀都以繪本爲主，選讀的繪本多以奇妙想像、天馬行空和情感類居多，閱讀有想像的繪本故事，作文也沒有想像力，繪本圖畫多所以作文詞量很少。」這時我會說：幼童接受語言詞彙的能力比口語應用詞彙更早，也就是先理解這是「汽車」，才會出聲說「汽車」，爾後在一歲六個月左右，從不同情境與不同人進行語言交流中快速學會超過一萬的新字詞連接，能將已知的「汽車」這個詞，不斷重新組合詞彙做創新的表達，也會在組合語言文句的規則中發現錯誤，了解如何修正才能正確表達自己的思想與情感。這樣的變化是懵懂無知的幼童，在二到六歲當中處在前運算思維的過渡期，他們在學習辨識、思考、理解、應用生活上的各種符號訊息。例如從眼睛看狗的形體、耳朵聽見狗的叫聲，由此確認「狗」的字義，認識「狗」指的是什麼。由物體與符號關係建立認知以後，進入成人的語言文法與之溝通對話。這個現象反映幼童二歲的語文認知、理解、應用等能力已日趨成熟，隨著年齡增長，可以轉換不同的語法，用複雜的長語句溝通，準確表達內心的想法，這是兒童語文發展一般常態性的規律。在此發展規律上兒童語言發展到能有聽、說、讀、寫的基本能力，但是要能從閱讀到書寫成作文，需要專業的寫作思維技巧的指導，讀書會可以發展語文表達與人際溝通交流的綜合能力。

1. 認識兒童讀書會

讀書會不是一群愛讀書的人聚在一起，讀書會是表達自我對問題的思維，聽故事、創意說故事沒有壓力又增長語文智慧，可以建立志同道合健康的兒童社群。因爲要兒童在家獨自讀書容易缺少動力，單獨閱讀自己喜歡的書，缺少博通的視野容易偏執，兒童讀書會能有效促進表達，修正武斷以我爲中心的言論，從多元視角看一個問題，增廣見聞的功能。

兒童讀書會雖然以讀書爲核心，但是不能只做知識傳授，要讓學生能自己探索未知的世界，能推理思考自行解決問題、發現事實與法則享受學習結果的快樂，能被激發探索的好奇心並鼓勵創造力的表現，能革新、創新負責並手腦並用符合時代需求能力，所學不是零星片段知識，須知道兩者之間聯結意義，從兩者的意義認知建立結構使能產生概念、應用新知識、舊經驗要能結合產生遷移利於相同情境解決問題。

進行兒童讀書會每一個單元都能讓同儕以文本爲媒介的互動中發現學習，發現學習強調新奇的創見，教與學有互動性結構，讓學生自己思考、比較、對比發現教材的重要概念。除此，讀書會進行教學也要注意順序性原則，由具體到抽象，由簡單到複雜，先引起學習動機，後持續互動保有學習興趣。用直接感官的經驗學習，以圖畫形象進行人物的觀察，引導做欣賞性學習獲得審美力，從語言文字圖畫進行思考有獨立見解獲得知識，連接個人體驗，分享報告自己的情感與思想，體現個人的獨創性。

兒童讀書會，不是集合一群兒童來聽故事、說故事而已，從心理學的角度而言，它可以在閱讀教學中進行教育性團體心理自療的活動，因為繪本具有敘事的象徵，顯現人的心理現象，經由詮釋可以激發讀者與作者的共鳴。

從建構與解構思潮興起以還，人們對習以為常的事，對知識認知的基本信念、人如何重塑自我及自我選擇、生活如何自覺反思等問題，開始凡事重新思考與評估其間的價值。對兒童說故事有什麼意義和價值？如何說故事可以對人的發展產生有意義的價值？想必這是故事導讀者應該重新探索的問題。繪本故事不論虛構或寫實的作品，都有敘事的隱喻性，包羅萬象的隱喻足以讓導讀者從中挖掘可適用的資源。例如：

我想……《第一座森林的愛》（如圖4-1），作者是約翰・吉爾，畫者是湯姆・海菲林。這本書以虛擬想像暗喻生活寫實的人心，它以樹的生長需要陽光，為爭奪陽光失去森林和平的美好，出現嫉妒與自私心理，讓小朋友發現彼此相親相愛會比排擠和傷害好得多，教小朋友要相互尊重生活的空間，不要自私佔有大家擁有的陽光。它以大自然的樹為材料，以物擬人化法創作故事，故事除了樹之外，還有一位「造樹老人」代表包容的意象，也代表大地宇宙的成長規律看不見的一雙手，它讓樹光禿禿也可以讓樹常綠。這一個層次多數兒童很容易就意會，故事在教認識四季樹的變化，對於只

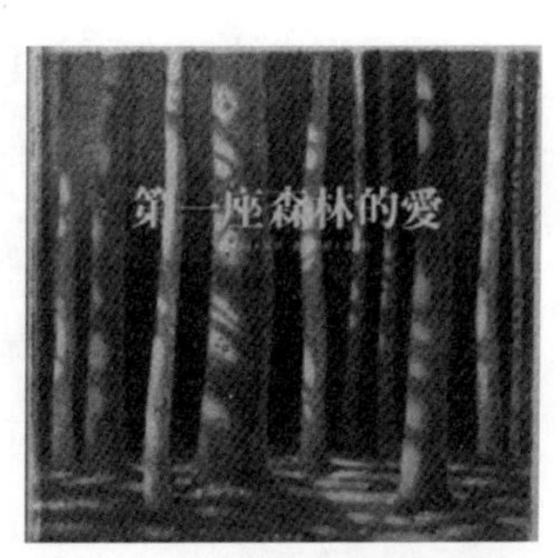

圖4-1　約翰・吉爾《第一座森林的愛》

會說故事大意的兒童，稍作提問促發思考，也能從故事的語句，找到嫉妒與自私的心理和行爲象徵，找到故事的重點。

它屬於自然繪本系列，算是豐富的故事，故事文字偏長適合作爲小團體語文教學討論的教材。樹的題材在生活中隨處可見，學校老師很容易進行關於樹的活動設計。例如有的老師在公園、在校園進行具體樹的形體觀察，再通過畫作進行圖畫意象的象徵表達，或以戲劇方式演出對樹心理的想像，這都是從閱讀延伸出創造性藝術思維教學方法。將平面文字的故事活化爲立體可見、可感、可想的藝術人文活動，它既可提升閱讀興趣又可增進同儕間互動學習的機會。因此在以「人」爲本的原則下，兒童讀書會應該留有足夠獨創表達空間，讓兒童可以自我詮釋故事意義。

2.「玩」出繪本的意義價值

對問題能理解就能贏得家長的支持，因此當寒暑假家長都希望給兒童一個沒壓力又不荒廢學業的活動，鼓勵兒童多讀課外書，我爲兒童辦理繪本讀書會，因爲它可以是兒童假期生活的新選擇。因此我們思考在升學主導下與其比賽考試分數高低，還不如競賽創意的語文力，由閱讀提升語文素養。而這樣的兒童讀書會該怎麼帶領呢？

二十世紀末期人們對「閱讀」有新的理解，閱讀不再只限於文字印刷的讀本，旅遊走馬看花可以做城市閱讀，看商店賣什麼是閱讀經濟學，看住家、商店的建築是閱讀設計美學，看一則活動公告是閱讀文字學。我們都看得懂文字未必看懂兒童的心，有一則廣告文案標題是：透過孩子的雙眼，重新「玩」世界。它說：「在一個孩童的眼裡他會用什麼角度來觀察他的世界，在一個孩童的心裡又會用怎麼樣的思維來展示他認知的夢想，身處一個孩童布置的展覽室我們是否會審視自己，想起何時淡忘了當年的純眞。」閱讀這段文字成人能有所反思？自己是不是眞的能讀懂兒童的心？成人如何用兒童的心思，讀懂兒童的心世界？答案是找回被淡忘多年純眞的童心，隨時和兒童學習如何閱讀故事。

繪本是童心的代言人，圖畫就是兒童的心世界，它用故事隱喻潛移默化爲兒童說道理，同時也掌握兒童遊戲的「玩」心。於是我們爲兒童組織「玩」故事、說故事的讀書會，每一次讀書會都設有單元主題，並由一位兒童自行準備一個主題故事，以自己的風格與思考的問題設計當一節課的主持人，在老師的引導下和其他同學進行故事情節的問題討論。這個閱讀活動辦理之初，要求每一位家長須協助兒童找尋單元主題相關的故事，使能順利在讀書會中與之互動有話說，擔任故事單元主持的兒童須將故事做成ppt，並設計引發思考的問題供同學們專注聆聽，兒童不僅聽故事，還要在老師推陳出新施行「問」、「想」、「做」、「評」過程機智作答。

我想……《巨人和春天》（如圖4-2），這是讀書會兒童自選讀本獲得最多掌聲的故事，這一天繪本的主持人帶著它進入會場，朗朗讀書聲引領同學進入一段描寫寒夜的美：

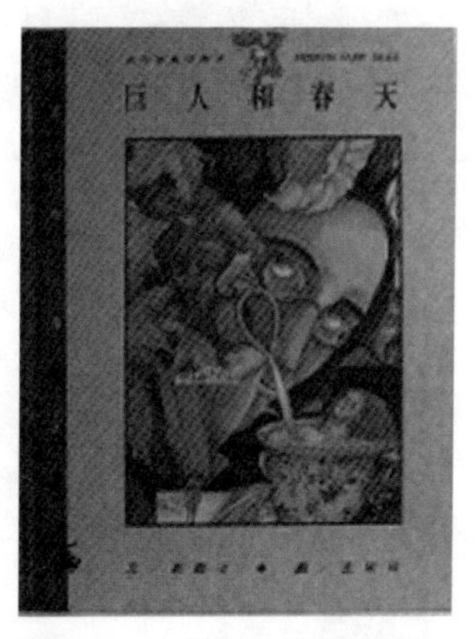

圖4-2　《巨人和春天》

寒冷的冬夜，冰雪凍結了一切。狂風吹過大地，捲起漫天白雪。

一幢建在小山頂上的房子，射出微微的亮光，好像雪海中的燈塔，帶來溫馨和方向。……

所有兒童的心隨著文字在聚焦中屏息靜待，全班處在寧靜狀態專注聆聽故事，等待下一頁故事將如何展開的時候，當天這位主持的兒童，因為他能透過這樣的活動，為自己的存在負責，能在言說故事中推敲文字意義，開發自己閱讀理解的潛能，檢驗自己是不是具有領導閱讀的能力，進而自我肯定為讀書會準備過程的價值；同時他能在閱讀故事的時候，思考同學在聽故事可能的反應，為同學設計問答的題型範例，引導找到故事轉化的關鍵，這樣的能力並不需要老師事前太多的教學說明，兒童就能自然於課堂呈現，這種理解故事的能力很寶貴，所以這一場讀書會，讓兒童齊聚在一起讀書，不是兒童從故事讀懂什麼知識或道理，而是身為當天主持的小朋友，為同學們打開《巨人和春天》之前能依單元主題自由選書，並在家長協助完成文本精讀工作，在極短的時間內可以精彩創意表達，使產生自信心的一股無形力量湧現，勇敢積極表達，教學結果兒童的行為表現有改變，就如家長給了這樣的回饋：

這次讀書會，孩子自我表達能力大膽了許多，之前她也上一個數學的課程，學得也不錯，但是上課起來回答問題的時候，聲音真的很小，比蚊子叫響不了多少，我也問過她為什麼，她說不知道答案對不對，不是很自信。最近我們又開始了這個數學的課程，她起來回答問題的時候，聲音很正常，不是以前的蚊子叫了，我真的是很開心，馬上表揚肯定了她，我認為這就是讀書會給她能大膽表現自己的訓練，雖然是一個細節，但我真覺得老師的課程有潛移默化的效果。

戴敬熙的媽媽

這個彈性可適應性因材施教引導的讀書會連續性進行十堂課，每一堂課每一位兒童都可以聽到所有同學準備的故事，一天聽故事的量前所未有地豐富，由於活動設計不僅故事量擴充，互動對話也要求體現有容乃大，友愛、謙虛有禮的互動，引導學童有接納不同或相反意見的雅量，提供和諧自我成長的環境以當事人中心做輔導，每位同學都能容忍不同差異的學習能力，適時得到同學的鼓勵而勇於表達。

讀書會「玩」繪本，沒有手工書繪本創作，沒有追、趕、跑、跳、碰遊戲活動，爲什麼會說「玩」的讀書會呢？「玩」是遊戲的心態，也是學習、活動、適應，出自內心自由的動機，注重學童導讀活動參與積極表達過程，兒童可以像遊戲一樣依自我意願設計故事提問方法，以及如何邀請同儕回答問題或自行延伸問題，激發更多聯想作不同經驗的分享，多人多元問題富於變通不會一層不變讀得枯燥無味，它有寓教於樂遊戲特徵，兒童生活的問題普遍化，在多方探索下找到適合解決問題的方法，使生活變得有智慧。

例如要學童搜尋臨危不亂冷靜處事的故事，大家一起分析故事臨危不亂的智慧，兒童能換位思考故事角色的情境，做虛擬的情節的構想解決問題，對生活未來可能發生的情境也有了預先理解的心理準備。除此之外，故事除了傳遞有用的訊息還講究利他的行爲，以及情感宣泄的表達方式，兒童可以在問題討論中修正自己的情感體驗，在體驗分享時如果能獲得同學的共鳴或同理的支持，在人際學習方面可以體驗人與人親密的關係，而凝聚出團體的情感，還能激發出共情能力，感受他人的心情與及爲他人高興與悲傷所感動，更重要的是這樣的一個讀書會團體，每位兒童的思想並不會被攻擊、不被批評，在充滿感安全和諧的氛圍中進行，所以兒童說話的自信心也就由內而外強大起來。

3. 兒童讀書會導讀的角色

兒童讀會書會是一個將閱讀理解、文字思考、表達自我思想的過程，交給讀者自主學習的活動，導讀者的角色不在於拿著圖畫故事說故事而已，在這整一場的兒童讀書會裡，導讀者的角色很多元：

(1)是主題目標訊息的規劃者：規劃十堂課單元主題可供示範理解的故事名稱，說明每一個故事單元的學習目標，例如自私與合作、善心與仁慈、認識自我……等等。

(2)是討論的引導者，將學童所準備的故事焦點，引導聚焦在團體都關注的層面上，而非任何學童個人的問題，目的是爲參與的學童搭建交流平臺，有機會傳遞閱讀中的訊息與自我想法。例如搜尋幾本受騙上當的故事，聽故事之後請學童歸納故事裡被騙的幾個原因。

(3)是控制任務完成的舵手，避免兒童聽故事心猿意馬、不能集中注意力傾聽與思考、討論問題散漫，學童之間出現衝突性意見，不善溝通破壞和諧氛圍，無法共同達成任務目標，必須適時干預將話題導回正軌，化解彼此的歧見，使下一個問題得以在短時間內展開。

(4)是支持成長而專業的輔導員，老師未必要比兒童準備更多的故事，而是要協助兒童了解自己如何思維問題，能從他人說話的風格進一步認識不同性格的差異，改善人際溝通的障礙，或對自我行爲的反思，提供「觀念取替」學習機會。讓學同爲同一個主題搜尋相關的故事，一起探討問題的意義並延伸話題時，兒童可以更清晰看見故事問題的本質，在每一位兒童輪流表達己見時，對於不耐等候的兒童可以藉此了解爲什麼要等待，等待時如何調解不耐煩的心境。如果老師可以引導並鼓勵兒童，從自我的情緒感受發表，給予個人化的支持，臺上臺下的兒童慢慢會融合在一起，讓讀會的氛圍充滿學習的樂趣。

(5)兒童發展的觀察者，繪本讀書會可以是混齡的組合，如果仔細觀察幼兒成長到兒童階段閱讀能力，會發現有的兒童看繪本能從視覺所見物體知道作者說什麼，慢慢轉移到內容如何寫得有趣，並進行情節人物心理與事件關係的推理，在故事的不同層次上找到因果關係的連接，再將情境和自己生活上的細節做聯結後移情。有的閱讀故事時會尋找符合生活上類似個人極感興趣的角色人物，並且在「角色取替」的認同之後，能模擬角色情境與心境做敘事表達，這樣的能力也不過是幼稚園大班的年紀，就能很有見地說出對故事的「看法」，兒童觀察現實生活是那樣地入微，思想是如此超乎我們理解的不單純。至於年紀稍長的兒童，口若懸河體現「眞理越辯越明」好辯特色，知道眞理不在於文字表層面，需要層層解構問題的結構，這種學童在語文智能方面尤爲突出，能言之有物表現閱讀的豐富性，言之有序與人討論，表現層次條理與組織的完整結構，言之有理提出自己的觀點需要經過思考、辯證、論述舉證、思考提問推出自己的意見，有說服力表達己見，他的人際互動溝通也能體現同理心，發展出良好的社交智慧有高EQ。

4. 兒童讀書會問題解決

繪本除了將故事讀給不識字的兒童聽，繪本導讀是不是一定要順著故事文字說一遍呢？當兒童都能識字自行閱讀故事的時候，導讀故事拿起預備的每一本書，小朋友說：「我讀過了。」甚而搶快一口氣把故事內容如數家珍地說完了，沒留給導讀的機會，再不就抗議故事不生動、不好聽，這時導讀的你是不是頓時有被「打敗」的感覺？其實你可以不用氣餒，轉個念想一想，導讀可以不說故事嗎？當然可以。因爲繪本故事把握現象意義先於語言文字，故事的語言文字將客觀世界再現，兒童可以在語言裡發現自己並對自我的意識反思，從自我對語言的詮釋解脫出來。所以將說故事的機會留給兒童，讓兒童將所知的故事說一遍之後，導讀者可以引導讀者見識繪本故事美的創作，讓讀者不自覺在閱讀中自得其樂，學習獨立思考，建立人生態度，認識自我，自我成長，提升精神心靈境界，在美好的想像裡使生活充滿詩意，使心理得到健康，學習故事賞析，認識寫作技巧藏在淺易的語文邏輯結構裡，如何通過隱喻而外化人的內在心靈。

我想……《擁抱》（如圖4-3），這是臺灣新秀作家莊永佳的作品，故事描寫的重點在開場白就可以一目了然：

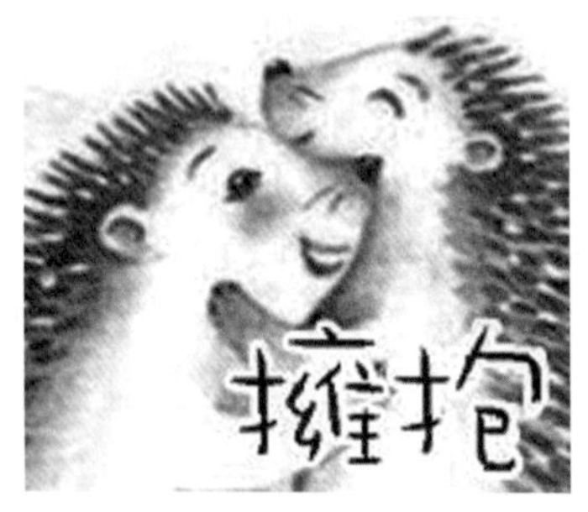

圖4-3　莊永佳，《擁抱》

> 小刺蝟很不快樂，因爲牠沒有朋友。大家都怕小刺蝟身上的刺，不敢靠近牠。

順著這個思路展開故事的情節，鳥兒嚇得飛走了、青蛙大喊「不要刺我，不要刺我」，咚、咚、咚地跳走，以爲大象比較強壯，應該不怕小刺蝟身上的刺，沒想到不小心刺痛小象的腳，這也讓小刺蝟害怕得趕緊走開，幾次經驗讓想交朋友的小刺蝟覺得孤單，學會不冒冒失失衝向前去，看見哭泣的小女孩，會遠遠地問：「小女孩你怎麼了？」女孩說：「我的氣球卡在樹上，我拿不到。」「我來幫你。」小刺蝟說著就衝上樹枝，小心地把氣球拿下來……。類似這樣的故事無非就是描寫兒童社交障礙的問題，要使兒童能獨立思考解決問題，在時間與空間有限的課堂，經由故事情節賞析後改寫部分故事，在同儕的不同方法中討論個別化創作思維，可以增進交友的技巧：

……因為它腳一滑，氣球「砰」的一聲，爆炸了，小女孩傷心地哭了，她說：「太不幸了，你的刺太尖利了，還不如長頸鹿呢！」小刺蝟更加自卑了，他想：「這是為什麼呢？」他找到了賢人老馬，老馬說：「應該慢慢走，不要跑，這樣才能跟朋友玩。」小刺蝟聽完後就離開了。

他聽從了老馬的話，果然，其他的小動物都和他玩了。

直到有一次，他發現山林裡有個山洞，裡面住著一個獵人，這個獵人常常捕殺動物，動物們都害怕他，小刺蝟卻不怕，小動物奇怪地問：「連百獸之王獅子都怕他，你怎麼不怕？」小刺蝟答道：「因為我身上長著比刀還鋒利的刺。」夜晚來臨，小刺蝟趁著天黑，小刺蝟偷偷地進去，把獵人扎得血肉模糊，獵人一口氣跑出了森林。

獵人離開了，森林又恢復了從前的安寧。小刺蝟受到了小動物的歡迎。

小作者——昊庭

我想……《小雞上學》（如圖4-4）也是一本模仿幼童不知如何交朋友的故事，描寫兩隻膽小的小雞，不懂得如何在適當的時間與場合裡交朋友，在遊戲時間、故事時間、音樂課時間、點心時間，小雞都想以打招呼方式與同學做朋友，卻沒想到河狸專心想蓋一座塔、小兔子想專心聽故事不想被打擾、青蛙想好好學唱歌，因此善意的打招呼卻因爲時機不對，惹來同儕的反感與疏離，心裡爲沒有朋友感到難過。

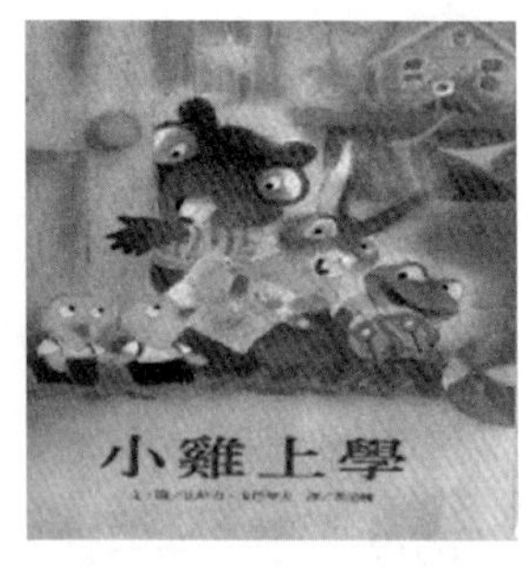

圖4-4　《小雞上學》

故事爲小雞社交障礙提供一位懂得孩子心思的蒼鷺老師，藉著戶外上課，路上有條小溪，小雞們不敢過河，老師利用這個機會請同學幫忙小雞渡過小溪，兔子帶小雞跳過小溪，青蛙還要教小雞們游泳，這時老師有個好主意是大家和小雞手牽手，一起踏著石頭渡過小溪，這是一個簡單的活動應用環境進行機會教育，讓大夥兒幫忙小雞過河也體驗助人的快樂，讓被幫助的小雞享受被人幫助的幸福，有了新同學、老同學融合的機會。老師在這種師生互動的模式中扮演的角色，是營造良好學習環境的引導者，讓孩子在友善的、鼓舞的、親切的、安全的環境下，向老師與同學模仿學習。這種故事情境的安排不著痕跡解決兒童交友障礙，不知不覺培養其他小朋友的品格，展露老師解決問題的智慧，讓小朋友能從中學到接納別人與幫助別人的快樂。

㈡ 繪本心理故事有輔導策略

幼童在八至十二個月就開始對探索事物的功能產生興趣，十六個月之後傾向於對人的情緒表達與生活各類行爲，例如對煮飯、掃地……感到興趣。學步兒童透過模仿發展成爲自主的個體，生活中父母的言行舉止、故事語句的聲調，都將成爲模仿的榜樣，在對榜樣學習獲得成功的技能之後，生活能力也有跳躍式的進步，他們會進一步在同儕的遊戲中以動作相互模仿，或從知覺自己與榜樣之間有其相似之處使心理產生愉悅感，他們可以感受到自己與同伴聯繫在一起，並且相互協調遊戲進行的規則，隨著心智成熟越來越喜歡模仿學習具社會性有意義的行爲。繪本作爲兒童模仿的榜樣，但是現實生活缺少成人引導的兒童，仍然是不懂得如何與他人建立友伴關係，所參加的活動常令人感到討厭，也會在想嘗試做自己喜歡做事當下，怕自己不爲同伴所接受，在自己願望與社會性互動出現衝突時產生焦慮，有時候就因爲需要朋友卻沒有朋友，心裡自卑又想吸引他人注意時，很容易出現因爲自卑而自大誇張遭人取笑的行爲，或者自卑害怕與人交流而退縮孤獨。這就是無自信對抗自卑的心理危機，危機不解除行爲就偏差，所以晚近出版諸多兒童交友的繪本。

我想……《小月月的蹦蹦跳跳課》（如圖4-5）這是臺灣作家何雲姿的作品，取材來自與眞實觀察音樂班兒童的靈感。說一位懂兒童心理的老師如何讓有依戀特徵的兒童，在遊戲中融入課堂的故事。故事首頁映入眼簾的是教室門口老師親切迎接緊緊抱住母親大腿、不願和母親分離進入教室的小月月，故事由母親一旁陪同上課的畫面拉開序幕。繼而故事裡小月月的老師，搭了一個可以自在遊戲想像的藝術活動平臺，放棄過去學音樂強調認知及自我表達與創造力思考的教

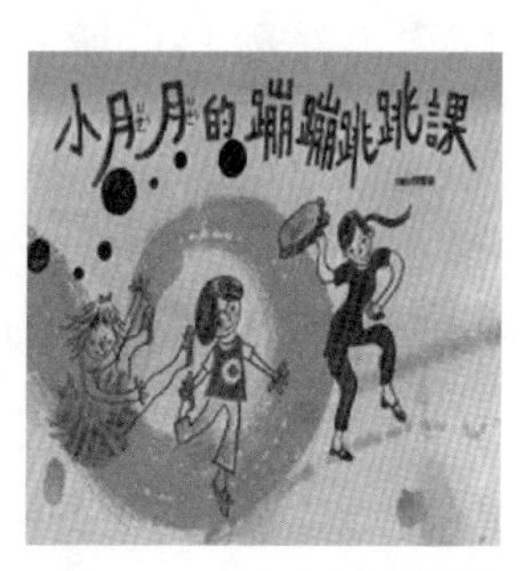

圖4-5　《小月月的蹦蹦跳跳課》

學思維，以既講究情意發展也同時重視想像力象徵發展的藝術教學，滿足幼童喜愛裝扮遊戲中展現戲劇性的自我感受、想像、創意表現的學習方式，用韻律性兒歌促發兒童的感知覺，以及不斷想像遊戲進行多變化的人物組合，促使肢體與同儕的親密接觸化解陌生不安全的恐懼，用說故事引導想認識海底世界做想像創意表達的媒介，遊戲以非理性的想像建構概念使能表達情感和思想，兒童在感受愛與快樂的學習氛圍，建立師生及對陌生環境的信任關係，在遊戲過程縮小信任對不信任的衝突距離，於是讓小月月克服對母親的依戀。

依戀也會是造成兒童拒學的因素之一，依戀是幼童與他人建立積極情緒聯結的表現，嬰兒出生三到六個月就會發出不同的訊息引起照護者注意，若能得到適時且理解性的回應，就能反應出心理獲得保護與信任的感覺。因此只要照護者在身旁就能快樂遊戲有放鬆的舒適感，一旦與照護者短暫分離就會焦慮、哭鬧、尖叫表現心理的憤怒。進入陌生的環境，將無法與母親短暫分離，抓住緊握、摟抱親近了解長期照護的母親，這是幼童缺乏信任的經驗出現在依戀行爲的特徵。

依戀是幼童成長過程必然發展的階段，心理學家研究幼童早期依戀對後期行爲的影響，認爲幼童有完整的家庭，接受有能力教養的父母照護而有安全型的依戀，會成爲具有較大可塑性、有較佳的自控力與好奇心的學前兒童。而過早離開父母的嬰幼兒，不但不能與他人有很好的相處，而且害怕做遊戲，害怕冒險探索，害怕發現超過自己和自己以外的世界。心理學家也曾經以孤兒院的幼童爲對象，研究少與外人接觸，只有保育員短暫餵牛奶、換尿布、缺乏眼光接觸與社會性刺激的幼童，因爲缺少有意義的依戀智商也會降低，對人的信任不夠，比較冷漠。至於依戀或缺少依戀對未來是不是會有長期不變的影響，研究顯示人與人之間的關係並不是一成不變的，如果環境能建立人與人之間的情感聯結，有些依戀被剝奪的幼童，到了幼稚園有良好的生活環境，冷漠不信任、容易害怕、恐懼、無自信的性格也會改變。

《小月月的蹦蹦跳跳課》反映眞實生活兒童心理狀態，繪本模仿兒童生活的點滴，協助兒童從模仿獲取生活技能，繪本將兒童的生活與「遊戲」聯結，由一位具有智慧懂兒童心理的成人，在遊戲中引導兒童解決心理的問題。有的遊戲可以了解自己，有的遊戲模仿社會交往過程，理解如何與他人接觸，建立友伴的人際關係，認知自己的行爲在他人的判斷與看法，慢慢經由反思賦予自我價值。人的社會發展在生命的第一年就開始了，幼兒可以用微笑對一旁哭泣的嬰兒做社會性的反應。

幼兒的第二年就能與其他小朋友，在遊戲中學習輪流交替以及合作等各種社會技巧，並且逐漸能從與多位同伴的互動學會複雜的遊戲。在混合年齡的遊戲中年幼兒童會表現較爲成熟，年長的會表現得稍微年幼些，主要是年長與年幼的兒童，相互努力尋求共同互動和諧的節奏，爲了使遊戲都能參與，年幼與年長的兒童都會自我控制調整自己的行爲，這種謀取相容而相互體恤的能力，讓兒童增加了參與社會團體遊戲的機會。

社會團體的遊戲對幼童非常重要，因爲幼童從脫離自我爲中心的階段，開始了解人與人之間的感覺、思想、經驗、目標都不同，能從遊戲中覺察到別人對自己的評價，所以容易改變自我的行爲。但是幼稚園老師也能觀察到四至六歲有百分之八十的兒童，還生活在只有我的世界裡，不能辨識自己和別人爲什麼有不同的想法，也有百分之九十的兒童無法設身處地去了解別人做某件事的理由，更無法以對方的觀點來批評，或約束自己的行爲，所以他們常我行我素。

㈢ 親子共讀活動設計

其實兒童交友障礙有很多因素，不知道如何交朋友的兒童，如何輔導呢？繪本故事懂兒童發展心理，《小雞上學》、《小月月的蹦蹦跳跳課》都提供解決問題的策略。這兩本書雖然兒童可以閱讀，但是它更適合老師模仿實踐，我用於來自不同社區參與讀書會的兒童，在見面時的活動。那是2015年在蘇州辦一場親子教育——繪本讀書會工作坊（如p.174圖4-7），由團隊美心教師帶領模仿繪本故事《小月月的蹦蹦跳跳課》傳汽球遊戲（如圖4-6），讓來自不同地區陌生的小朋友，在快樂氛圍中建立了往後學習互動的良好關係，我們先閱讀工作坊結束後，活動紀實：

兔子老師帶領孩子們坐在地板上，開始了「氣球接力、認識你我」的遊戲。第一輪接力大家彼此知道了名字和家鄉。來自馬來西亞的輕盈姊妹愛麗絲和櫻桃小丸子，來自蘇州的神童、蘇小兔、樂仁、婷，來自哈爾濱的問軒，來自無錫的鈴鐺小子，還有蘇州幼稚園的兔子老師，體制外老師阿谷。

第二輪接力孩子們很開心，知道了彼此的喜好和害怕，其中蘇小兔和樂仁最怕他爸爸，逗得其他孩子開心得不得了。第三輪到第四輪孩子們開始動筆寫出自己的特點，一張張小紙條收上來，打亂，重新抽取，每人三張，每個孩子拿到的都不一定是自

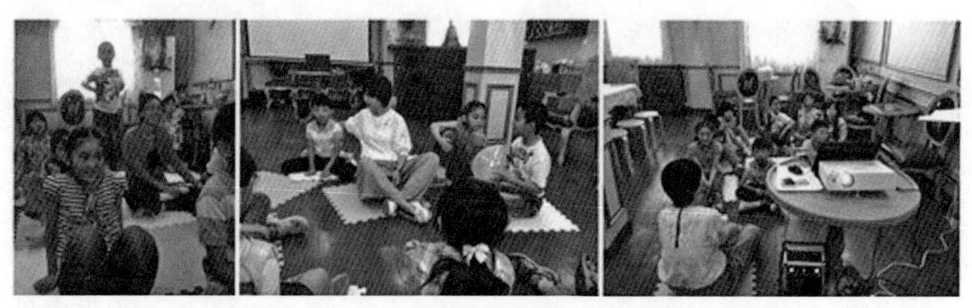

圖4-6　模仿繪本故事《小月月的蹦蹦跳跳課》傳汽球遊戲

己寫的，兔子老師引導孩子看看這個新的自己，說說爲什麼喜歡或是不喜歡。孩子們時而眉頭皺得老高，時而點頭願意做那個新我。

在這樣彼此互換了名字，歡樂的活動中，這時鈴鐺小子躲在後邊，我拍拍他的肩，拉著他的手走進了遊戲圈裡。休息過後，孩子們重新回到地板上，兔子老師把《花格子大象艾瑪》的繪本搬到了螢幕上，孩子們你一段我一段讀得很用心，兔子老師提問時，愛舉手的孩子總是會暴露「我以前看過」得意的模樣，不發言的孩子會坐在那裡沒精神，好鬥的男孩子，隔得老遠也會把手踢腿，兔子老師叫他們回答問題，秩序漸漸好些。

孩子們非常喜歡坐到桌子旁，拿起畫筆，給他們的大象畫衣服。姊姊愛麗絲的大白象，飾品高貴，有王者風範；妹妹小丸子的大象非常獨特，大象披著老虎的衣服；蘇小兔的作品豐富，用國畫色塗了三隻大象，神童的大象身上開滿了花朵，耳朵還是心形的；問軒的兩隻大象並排走在一起，像哥倆；可愛的鈴鐺小子發明了水性彩筆上完顏色，再用濕毛筆暈染一次，顏色會發光；樂仁畫完大象又畫了一個大卡車。每個孩子都開心地講著大象故事，雖然姊姊不愛說話，男孩子們會邀請她，樂仁的大卡車被鈴鐺小子一會剪開來，塗上了顏色，樂仁講了他的大卡車的故事，問軒號召大家把大象列隊，他想說一個綜合性的大象故事。張老師非常贊同他的想法，於是桌子上有了象群一家子，孩子們也開始像工作坊中的一家人，歡樂在一起。

記錄者——張樹娟

經遊戲活動讓人心自在後推進親子故事導讀的高峰，媽媽和孩子面對面坐著，每個人都用不同的方式說故事，鈴鐺小子媽媽採用了先朗讀後提問的方法，蘇小兔媽媽採用的是邊引導邊朗讀的方法，問軒媽媽遮住文字部分，讓孩子們通過畫面說故事。提問時，本來是由自己的孩子來回答，一旦得不到響應，孩子們會舉手踴躍替代回答，也會提問，有時沒等媽媽們回答，就已經脫口而出了。來自武漢精神心理學的舒芹和樂仁是一對，舒芹通過繪本故事引導大家做深層的思考，愛麗絲媽媽講的是《大腳丫跳芭蕾》，媽媽提問時，愛麗絲回答不順暢，張老師及時介入，由故事引導她「自我表達」，這是一場親子說故事的時間，也是母親口語表答學習故事導讀的一堂課。

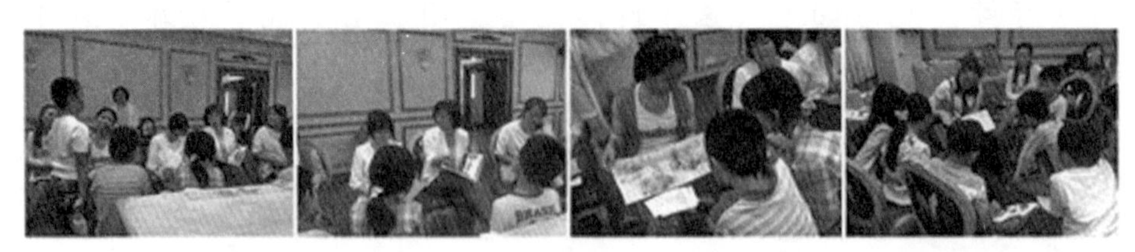

圖4-7　記2015年 覺智教育——「悅讀童年，繪藝生活」親子讀書會工作坊

很多獨生子女成長的家庭過於單純，有些父母無法對子女成長，提供適性發展的環境，甚而過於嚴苛要求符合成人的行爲規範，缺乏心理與人際輔導能力，兒童無法適應學校社會性生活。在這個讀書會中同樣有不懂交朋友，喜歡用肢體碰觸引起注意的兒童，亦有隨時粘在媽媽身邊的男孩。活動爲使兒童有機會互動表達，兒童組由具備幼稚教育專業的老師帶領進行遊戲開場，小朋友能像小月月一樣，從氣球遊戲歡快地融入人群。活動展開之後的三天活動，在模仿西方的文藝沙龍，有詩歌朗讀、有親子獨創童詩、童話、親子教育講座，有理論、有實務地讓媽媽們擔任故事導讀志工，初學如何導讀故事時，媽媽們和每一位故事導讀者一樣，都不會只想替代作者發聲，只是讓兒童知道故事大意，於是不斷學習希望創意無限，既要延伸故事引發閱讀興趣，還要能協助兒童各方面的發展。

繪本創作不在於知識傳播與教導，在於默然陶冶心性或品德，間接擴充生命的能量。想要說一個故事給兒童聽，要將導讀視爲閱讀教育專業，有教育熱忱就要有如愛爾蘭詩人葉慈所言：「教育不是灌滿一桶水，是點燃一把火。」由於閱讀在過去學校體制內教學，屬語文領域的範疇，以讀書爲核心延伸聽話、說話、閱讀、運筆識字的寫字或寫作。傳統閱讀的說故事以講述傳遞書本知識形成概念爲主，現代談閱讀不限於裝訂成冊的書本，閱讀的素材無所不在，閱讀建築、閱讀城市、閱讀大自然、閱讀人的神韻……由具體形象到抽象都可閱讀，「閱讀」已經進入心靈看不見的溝通對意義的追求。所謂意義追求以閱讀繪本故事爲例，即是閱讀圖畫或故事文字當下，大腦可以從圖畫或文字的刺激出現一幅個人生活經驗意象，建構圖畫意象過程就是意義的追求。

由於每一個人的經驗有差異，解讀訊息符號能力不同，大腦出現的圖像代表個人思想與情感意義也不同，所以閱讀理解的表達有其個人獨特的經驗元素，導讀者如果只是「我說你聽」唱獨角戲，長期當「聽話」生的兒童，有時很難積極參與互動，尤其在故事內容口語化，人人都能看得懂故事的文字，聽故事會變得沒有趣味，整個教室會陷入冷場缺少讀者回應，這樣說故事是沒成就感的。想要聽眾有激情讓故事「活起來」，導讀者將必須努力具備以下創意思考的人文特質：能擺脫權威教育束縛，營造安全感探索性環境，無是非對錯不做主觀性無建設性的批評，幫助學生發揮創造性表達潛在能力。

兒童讀書會必須提供利於創造力發展的環境，激發學童思考問題，能依自我興趣學習，閱讀中能提出自我解決問題的構想，自我養成處處留心皆是學的高學習意願，隨時活潑頭腦自我訓練怎麼樣看問題，並將看問題的獨到經驗與學童分享，這種讀書會因爲能提供模仿創造思考的學習，參與的兒童能在自我從閱讀中改變單向式講述與聽話的說故事模式，能從故事看出多元層次的文章結構，做多元目標導讀與問題討論，能珍視每一個創意性獨特的見解，樂於分享賞析體現審美的視角思維。

五

繪本藝術治療個案

㈠ 繪本審美教學與心療

繪本是美學藝術創作，美是一種「感覺」難以說出所以然來，美學依希臘文「艾斯特惕卡」（Aesthetic）原意就是「感覺學」的意思，這種「感覺」不是直接的知覺，而是帶有欣賞性或批評性的知覺審美。因此美學是一門研究情感與感覺的學問，以藝術內容作爲研究的對象，探索在藝術作品反映的生活事物，哪些事物使人感興趣之外，美學還研究包括藝術家創作靈感的心理過程、藝術作品如音樂、繪畫、文學等創作的理論、讀者對藝術作品審美經驗以及反應、藝術作品產生的社會性功能與影響作用……等等，所以美學所研究的不是物體本身美或醜的感覺，而是對審美經驗或價值的解釋。

繪本很美，繪本圖畫故事書可以作爲兒童發展美感審美能力的教材，必須能把握美是因爲感官刺激，引發心理的感覺而產生，心理得到滿足就能產生愉悅感這個原則。繪本不是純粹以精神活動爲審美主要對象，在美的感性創作處理當下，卻明顯存在對人精神心理的關照。繪本藝術美學重視對人知識、情感、意識的影響，在主題與情節安排上必須符合兒童閱讀年齡、內容需要有豐富的想像能力、對生活的觀察和個性能否有獨特的創造性思維，所以繪本非常講究美感效果的創作，可謂以藝術爲中心的人文主義教材，以人爲本就應有啓發人心的做法。繪本爲了要傳達具藝術性的人文思想，除了藝術創作必須爲讀者所理解之外，語言方面力求高雅、豐富、有意義，語言表達內容雖然口語對話充滿童言童語的趣味，可以讀得明白，卻未必白話的無味無色，它必須有「言在此意在彼」隱喻的美。

但是讀者會感覺隱喻像一層薄紗掩蓋，讓人很難從圖文並茂的繪本，所傳遞的訊息找到適合幼兒理解繪本主題導讀的一種方式，找到了解兒童心理世界的通道，讓成人知道如何協助兒童找到情緒的宣泄點，繪本之所以會造成應用上有如此的迷茫，這是因爲繪本圖畫故事的創作者，當決定說故事給兒童聽的當下，就必須放下做教育性知識灌輸的目的，收起成人教什麼以及如何教的意識形態，在寫作當下就必須以兒童爲念，深切知道兒童在語文尚未發展完善以前，如何透過不同的圖像符號，理解生活作爲溝通交流表達的方法，也必須對兒童發展與閱讀需求瞭若指掌，能像兒童知心的朋友，畫出他們內心想表達的語言世界以贏得青睞。

繪本的發展已經從床邊說故事，隨著故事的敘事在心理學上被重視，繪本也成爲藝術心療的媒介，經常被用在表達性藝術治療。表達性藝術治療屬於教育性的審美治療，雖然審美教育治療被治療的人不需要具備藝術創作背景，只要治療師透過心象思考，引導當事人探索自我的潛意識，用心感受自我的情感，經由意象的統整發洩情緒，在意念和情感具體呈現與人分享時，學會控制自我心靈管理，其偏離規範的行爲就能自我修正。這是因爲繪本美學對讀者而言是主觀的心靈感受，美不僅是「感受到了」而已，美是一種生命力的發展，美可以凝聚人的生命能量開創夢想人生。但是這種藉藝術做教育治療，對於某些心靈受創的人，想要靠閱讀的力量自我治療仍是有困難的，因爲心靈受創的人，有時就像囚禁在洞穴裡的人，寧願相信自己所見的影子而幻想，也不肯相信自己有認識問題眞相與解決問題的能力，有時帶他們走出洞穴卻又被心裡的影子束縛得不知所措，於是閱讀繪本故事對心裡充塞黑影不敢回頭面對的讀者，並不能直接產生精神心理治療的效能。

繪本故事要發揮作用，導讀者要知道人對美的認識是循序漸進從直觀開始，由看見世間個體的形式美進入，在審美實踐中被引導進入行爲規範，再與知識學問促發內心的感受，經由鑑賞中發展對本體的領悟，在這個過程發展理性的思辨，進而讓心性從自發到自覺的地步，故而繪本創作是循著人認識美的行徑軌跡，可以從具象實體經過幻想，不斷整合進入一種觀念做思維，讓讀者能在閱讀中找到自己本來的想法，這也就是所謂繪本審美藝術治療。

㈡ 繪本故事分析與輔導

藝術創作可以調節情緒、淨化人心，就是治療；從閱讀藝術作品在審美過程聯想，使個人經驗獲得重整、認識自我，這也是藝術治療。曾有一次寫作課，女孩氣呼呼地進教室說：「老師，我要離家出走，眞的受不了啦！完全不相信我，沒收我的手機，懷疑我的朋友，段考結束就把帳算在同學身上，我討厭回家。」同樣的戲碼在同一時段，不同年級學生身上重複上演，七年級女孩滿臉怒氣的畫面才落幕，五年級男孩又喃喃地說：「我要離家出走，他每次都像讓我進了魔鬼訓練營，不合他的意就打我，我眞的很想離家出走。」這或許只是孩子一時負氣說的話而已，但是很多想離家出走的孩子，哪個不是一時的「氣不過」呢？這個故事背景發生在愛之深責之切的權威式家庭教育，前者是對管教方式嫌惡，後者是對管教方式感到恐懼，說的話是不是事實有待與家長溝通，但我要說的是嫌惡的反感與恐懼，從社會心理學而言，兩者都會引發逃跑本能的情緒反應。

「離家出走」不論是眞的動念想這麼做或是一時氣話，如果不預防性輔導，發現事已成眞就來不及了。當下我們放下寫作學習來一次繪本角色分析的讀書療法輔導吧！因爲我了解十至十二歲學童，理智感逐漸成熟的學童，喜歡閱讀不同種類的書籍，做有價值意義的追求，能從不同時空概念對一個問題做多角度思考，在社會人際關係中已經能關心別人，對弱小被壓迫也能由同情展現正義感，更會用理性分析對採取何種行爲做正確判斷，有層次提出問題因果關係。相對有滿心的正義感，沒有理性處事智慧的學童，只會在事件發生經過因不滿而埋怨，紛亂的心理不能妥善調理；心理常有崇拜偶像的傾向，對特殊活動有持續性的強烈興趣，有難以滿足物欲需求的心理，卻不會反思並辨析其問題的可行性，或以推論比較方式看出事與事之間的差異做選擇，這種學童的生活常常有偏差行爲，如果過多權威又缺乏良善的溝通，很容易有「叛逆」讓家長在教養上感到困擾。

其實兒童成長至少年有一段時期會出現反暗示行爲，例如成人越是希望在交友與穿著或社群活動合乎傳統社會期許，他就越固執堅持要做出能表現個人特質的裝扮，彰顯強大的獨特個性力量，在逞能與服從的心理衝突下對威權感到厭惡。用口頭聲嘶力竭暗示只會讓親子之間的人際關係交惡，若改以運用知識威權的暗示，經由故事閱讀進行移情與做正向模仿調和複雜心理，提供靜心獨處認識自心的環境，思考並回答自己長期在家過著養尊處優的生活，是不是已經知道眞正的世界是什麼樣子，人心衝動的情緒經過思考，以及被重視、被理解的討論，生氣紛亂的思緒會慢慢在平靜中清明，會改變衝動引發非理性的心念。

我想……以《再見！小兔子》（如圖5-1）告訴學生個性與環境的關係，未必每個人都有能力離家出走適應外面的環境，接著我們一起展開故事的分析：故事以大灰兔和小褐兔，分別進入「兔子工廠」的不同心境，用對比寫作展現環境對人生自我追尋的心理差異，以及在環境養成的思考模式，反射在困境時的心理，如何影響解決問題的智慧及判斷力。故事開始就用破題法解釋「兔子工廠」的意義，簡介「兔子工廠」是一座極具科技化管理飼養兔子的工廠，還暗示這是一個密閉沒有窗戶，見不到大地，卻能供應豐盛餐食，足以讓人腦滿腸肥，成天昏庸過日子的環境。在認識環境之後，故事以恐懼的小褐兔和大灰兔對話，反映長久生活安逸的日子，讓大灰兔失去好鬥本能而把一切歸於宿命的思想。大灰兔說：「……我們都過得很好呀！工人總是把一箱箱又瘦又小的兔子送進來，再用箱子把又肥又大的兔子裝滿了運出去。這是宇宙的運行，誰都改變不了的。」讀這段故事的時候我有一種想法：

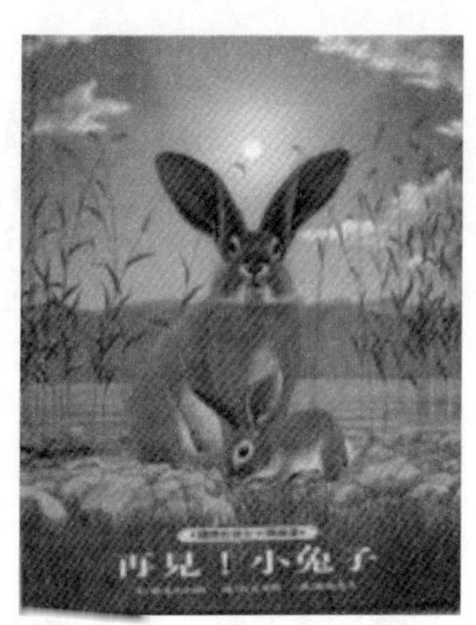

圖5-1　《再見！小兔子》

每一種系的動物在被激怒時，情緒會被引發轉換成衝動行爲，這種好鬥本能當逐漸長大自我控制力增強，知識經驗日漸豐富，克服困難的手段也隨之完善複雜，如果情緒再被激發，好鬥本能不會再以原始的方式出現，會能量聚集去克服困難，這對文明化是有價值意義的。相反地，如果像大灰兔一樣：「……我想牠們一定是被送到一個更好的地方，聽說那裡還有巨無霸型的大白兔，牠們大到想像不到的地步，聽說牠們是兔子的守護神，這些白護衛保護乖兔子，但是會剝壞兔子的皮，誰要是乖乖地不搗亂，就可以很幸福地在那裡過一輩子。」縱然是有幸福的感覺，卻只能「乖乖」地被保護著，隨時有被剝皮的恐懼，這種服從的情緒和消極的自我感受，會使好鬥潛能失去，隨之而來的是失去自信，強化的是自我貶抑本能，表現退縮的行爲，一旦嚴重的心理失調，會得意地處在自我的感受裡。

大灰兔逃離「兔子工廠」以前，其實很早就知道外在世界是什麼樣子的，可是爲了不輸給小褐兔，看見小溪流卻堅持辯稱是工廠裡的輸送帶，潺潺溪水聲就是輸送帶的聲音，當看見一條大馬路時，又辯稱是一條更寬而且是不動的溪，這是自我貶抑心理產生相對逞能心態，一個失調的心理不但隨時覺得自己可憐或無用，有時也會妄想被加害的痛苦。大灰兔在撥開蘆葦的時候，看見一隻正伸長頸子想來啄牠們的天鵝，嚇得魂飛魄散，趕緊拚命逃走。大灰兔邊跑邊喘氣說：「這一定就是白護衛呀！牠要來剝我們的皮了，因爲我們離家出走。」

自我貶抑的相對情緒是自我表現，喜歡群居的高級動物，比較能在有欣賞者的場合，展露自我表現的本能。能自我表現者通常比較能讓榮耀的情緒萌芽，自我期許也比較深。在故事裡的小褐兔一進入「兔子工廠」和大灰兔對話時就問：「在白護衛守護的地方，就像在我的農舍一樣，大家都可以自己去找東西嘍！那兒一定要有樹，有一片軟綿綿的地，可以在那兒挖孔、鑿洞、打地道。」當大灰兔擔心逃出兔子工廠時會因爲「身體太大，太壯了，會很快被捉去」，小褐兔立刻急著說：「怎麼辦？我不能忍受沒有朋友，孤孤單單的日子啊！」在逃亡的過程，當大灰兔以爲天鵝是白護衛而拚命逃走，在上氣不接下氣時，小褐兔有所懷疑地說：「牠看起來不像是兔子，牠是游水過來的。」小褐兔清楚知道天鵝不是白護衛，卻不會像大灰兔對所不知的事以幻想做理解，不求眞而強詞奪理地說：「白護衛當然都會游泳啊！牠們會飛會游，反正樣樣都行。」

大灰兔與小褐兔的處事風格，說明不是大就有智慧，不是小就事事不懂，知識經驗豐富與否不在軀體大小，處事能力與思想見地受環境影響，然其影響所及之深處是人格特質的發展。故事中的大灰兔顯露消極、黑暗、原始動物的心理需要安全的生活，有確定性的生活常規，否則容易焦慮不安。小褐兔與大灰兔最大的不同，在於牠追求群居生存方式，曾在大自然環境得到愛的滿足，而成熟的愛建立在彼此關心與尊重和信任之上，於是當小褐兔發現大灰兔「把世界想成另一個樣子」，一路便想著怎樣跟悲觀的大灰兔做朋友，除了大聲肯定大灰兔有大的力氣可以幫忙挖洞，當大灰兔躲在樹蔭下藉口抱怨頭疼，甚而身體顫抖縮成一團時，一個懂得愛、能體諒他人感受的小褐兔，能給予尊重對方的選擇，下定決心對大灰兔說：「要是你想回家，我就陪你回去。」回家的一路上仍出現許多危險場景，小褐兔也勇敢護送大灰兔，直至大灰兔安全進入「兔子工廠」。

大灰兔能離開兔子工廠獲得自由，卻因爲不適應環境感到害怕，也因爲長期沒有自由，不知道眼前所擁有自由的滋味，做了逃避自由的選擇。每個人都有追尋自己目標與創造目標的能力，這個潛能如果長期處在極權環境，是非對錯都只能交由威權者做判斷，任何意見不能自我表達，其結果就如大灰兔一樣，沒有能力享受自由的生活。敵意、惡感、叛逆……是人本有存於心的情緒，如果成人將自我希望表現的情感加諸於兒童，兒童的心因此不斷產生衝突，不斷在壓抑自發性的情感，不誠實而僞善對待自己心理的知覺，表現於外的行爲必然不合常理。外在權威的壓力，會使思想因爲失去自由，陷入孤獨和恐懼的心理困境。故事暗喻

天天享受優渥生活使心靈失去自由也失去自信，缺乏生存鬥力很難適應社會，對人格養成與行爲造成差異性的影響。透過故事角色做行爲心理分析與青少年展開對話溝通，分析：自己是大灰兔還是小褐兔？自己眞的有能力離家出走嗎？

我之所以這麼說，因爲故事有一種聲音可以喚醒人的良心，讓人經由對故事的認同，使內在思想和情感與故事發生融合，對不好的事感到不安，對好的事產生正直感，讓人能返回到原始的自己，認識到自己本來的我，由正確的價值判斷引導行爲。故事的聲音不會讓人聽了以後，爲適應社會盲目犧牲、順從、沒有勇氣做逃避等選擇，由於存在故事裡那一個良心的聲音是間接的，沒有與故事情境相同的感受是不容易聽見那個聲音，它不如權威的命令語句那樣直接明確且響亮，所以經由故事暗示方法，引導展開發現自心之旅，發現自我非理性思考如何影響情緒，發現自我實際經驗與覺察自我的思想意義或價值，可以讓好動的兒童在閱讀文學時，聽清楚良心的聲音，兒童能獨立隨著故事線索做深度理解性閱讀，當然就容易從閱讀中改變衝動的想法。

繪本故事不直接談關於人的心理產生什麼樣的情緒，卻把人性不同的心理需求和教育方法隱藏在故事情節裡，用口語化的語言敘

事一件事，透過移情使生活再現，誘發讀者回歸人性而理智的從問題自我發現。故事以簡單有變化的情節，淺顯易懂的文字供兒童生活認知學習，文字背後卻富有環境教育對人性發展關係的心理學。這種心理的學問不是顯目可見在故事大意裡，它是用暗示法再現人心可見的現象，暗示在心理學上是用一個觀念暗指另一個觀念，暗示可以用非邏輯或非正式語言，在一個動作或簡短的詞句上即可發揮暗示效用。人能否接受暗示是依不同時期大腦條件狀況而定，一個大腦清醒、有自信、有固定信念的人，擁有自己系統化、組織化知識，受暗示的影響比較弱；一個正處在歇斯底里現狀，又知識缺乏結構且信念不足的人，心理容易受到威信者的建議產生變化，尤其是服從與逞強本能比較強的人，更需要借重威信者給予威權的暗示，協助認識自己的不足。兒童缺乏知識系統結構，生活上習慣以接受性的態度學習，服從性比較高，可以迅速從暗示的故事接受社會知識和信念，在暗示的觀念傳播中不需要邏輯思考和推理就能產生信服力量。

對於少年與青少年行爲的輔導，善用他們的理智感與之溝通比較合適，當人能認識自己的情緒與能力就恢復理性。繪本作爲知識暗喻法，發揮預防性避免離家出走事實輔導來應用的《再見！小兔子》，它是長篇故事「敘說」兩隻兔子離開工廠發生的事，它的情節是以兩隻兔子對話方式「言說」。敘說與言說兩者都是「說」，在閱讀理解層次上卻有所不同。一般學童閱讀故事只停留在敘說（narrativ）階段，知道作者說故事裡兩隻兔子離開工廠後所發生的事，掌握故事發展歷程與結局，但是這樣閱讀並沒有聽懂或看懂故事創作理念意圖，無法於文本中跳脫故事「說什麼」的淺層概念，以故事「爲什麼」這麼說進入深度分析做理解。故事是作者在說話，反映思想和情感，反映人在某種情境下心理的情緒，反映人處理事件的判斷力、勇氣、智慧、人格特質，反映對生活價值觀追求差異，更進一層說環境對社會適應力的影響、處於困境時心理與行爲，如何反映環境對思考模式的影響，這些問題都是故事中帶有意義性探討的「言說」。它是隱喻性的文字資訊，有的可以從敘說的語氣、用詞、語言結構，帶出知識做判斷和討論，有的需要在文字語言深層進行意義的分析。由於兒童缺少這樣解讀文字資訊的能力，有賴導讀的老師自我提升解讀資訊及「問思教學」能力。問思教學也稱爲探究教學，它在教學過程老師必須善於發問引發學童問題思考。問思教學法有蘇格拉底產婆式技巧，老師教學前對文本要能精讀與分析，進行繪本導讀的心理輔導時要能由概念到認知及情意提出問題，還必須是層層詰問，先廣後深地讓學童能發現事實，從具體到次抽象最後到抽象的思維，逐一擴充學童的知識從中領悟道理，要能以不同層面的問題，向不同思考能力的學童提問。

繪本故事結構看似淺顯易懂，但是不要以爲它只是編一個故事這麼簡單而已，其實它在淺易情節中提供生活的正確認知，對社會應有常識判斷的特色，以生活的眞，發揮認知和評價的價值。它也常以合規律、合目的營造現象世界，情境設計合情合理，不知不覺引領讀者進入共通的情緒產生共鳴，流露童眞的情感特色，使讀者提升情意和自然淨化心靈。使用物化來表現藝術形態，在語言和圖像結合中建立感性與感知的形態，語言充滿生動性、感染性，多層次富有思考的彈性。繪本故事的語言既是感性也是理性的，用形像塑造創造美來觸動人心，把情感置於可以感知的物象中，藉由直觀喚醒人舊有經驗的記憶使知覺得以重現，喚起生活的感知覺是文學主要功能之一，故事以虛擬的情境提供無限想像與認知學習的概念，在有限文字裡經過審美把心置於故事情境中的剎那，自然產生「悟」的力量，這個力量源自於創作形象多義性，可做多元層次分析與理解，經過不同讀者對共同問題的討論與分享，促使人學會整合不同時空經驗，人心可以不斷地調整，改造自我認知心理，用自我良善的心管理自我的行爲。

繪本故事非常貼近人心，透過故事情節閱讀可以使自我發現而了解人性，因爲故事提供兒童從存在的經驗認知中，進入人的精神領域，進一步改變偏差的信念與價值觀，發揮引導改變行爲的作用。繪本故事關注兒童不同時期不同生活情狀的心理，以故事情節置入一種情緒，再由語言對話顯露存在自我內心世界的現象，協助兒童從領會自身的感受與體驗存在是追求心靈的自由，領會人可以自我選擇，自我創造，讓自我的存在變得有價值，爲此不斷塑造自己，超越自己。感知覺從身歷其境的體驗，促發敏銳的感官知覺得來，不是從人云亦云的言說產生的，源於用心體驗的領悟。然而要如何用心體驗才能有所領悟呢？一個是由知識傳授而得。在認知概念形成以後，憑藉概念進行問題的思考，再由概念與概念聯結用語言文字表達思想意義，進而由意義追問事理根據的所在，建立思辨的基礎：一個由推論獲得廣泛的知識。知覺不只是表面的知道而已，知覺裡還有隱性的思辨力。平時我們閱讀一則故事，如果只是閱讀文字而無深入理解，就不能從文字表象進行寓喻的推理思考，所知的見解與感受，所表達的深度與廣度，也必然無法超越原有的知覺。

認知心理學將知覺做組織與解釋資訊來定義，更深一層解釋爲獲得資訊意義的過程就稱爲知覺。知覺是感官在直接受到外在刺激下，並與舊知識經驗結合產生相互作用的結果。進一步地說

「覺」，源於人的感官接受外界刺激產生的覺悟，一個有智慧的人能覺察出平凡生活中不凡的意義和道理，能不斷在生活中啓發自我的心智，在生活裡不斷積累觀察感受力，培養直覺的體驗能力，聯結想像能力，更重要的是有跨領域整合，使自我的人生表現得有創意，促發人「覺」與表現「覺」的元素，有的在語文、藝術、歷史，有的在社會、文化、哲學。它需要有通識的學習，它在日常生活要有比較高的專注力，對生活事物的掌握必須從走馬看花無意地注意，改變爲凡事有意地注意，有意地去發現、去比較事物的差異，看出彼此之間的異同做歸納。兒童不容易從生活中有意注意而專注，但不代表兒童不能「覺」，人有內省智慧就因爲人有「覺」的本性，兒童從閱讀繪本故事就能「覺察」、「覺醒」、「覺悟」。

兒童在閱讀繪本故事樂趣的同時，在富有形式藝術表現思想的內容上，能從故事的寓意自我思考，或經由故事解讀自我心理障礙，自覺改變偏差的觀念及行爲。繪本故事也能讓兒童自我潛能開發，體驗自己，培養自我成長能力，透過意象思考與探索自我的潛意識，在意念和情感統整並與人分享時，認識自己並控制其情緒和行爲，塑造健康的人格，發揮應用藝術本身的美引發治療能量。因此類似《再見！小兔子》這樣多元不同層次體現同理心的故事，只要能在說每個故事段落結束的時候停下來，提出角色心理與行爲關係的層層思考，深入故事角色的思想，感知情緒和他人的內心，延伸到未曾探索的議題，使能延展自我的情感經驗，自然與他人產生意義的聯結，體認他人的情緒，人內在寬恕的心、包容的心、誠實的心，讓這些力量在行爲中釋放出童心中惻隱之心及仁愛之心，慢慢地也能啓發兒童良善的良知良能。

繪本故事的價值除了良善美德示範之外，更是間接輔導兒童適應社會學習的藍本。人的社會學習可以不依賴外力即可獨立發展，但是如果能提供故事示範促使模仿而強化，經由意象和訊息重新進行語言編碼，發展認知與思維能力，這時人在閱讀故事的時候，會將認知與信念及價值體系做聯結，人自覺反思與覺醒的潛能也會被激發出來，人對自我的行爲會進行管控，對自我的精神心理進行調節，人可以不受環境影響自我改變。西方國家的冰島和愛爾蘭，老師也常以講英雄故事作爲發展兒童道德教育的手段，當然繪本藝術亦有此教育的價值，故事是人學也是社會心理學，所以東西方人文教育都以說故事啓發人心本性，以故事爲人文教育的教材教導認識人與社會的關係。教育除了專業知識與技能的傳授，教育應啓發人的自覺力，教育人有自我提升生活境界的能力。人如果隨時願意經營詩化的人生，隨時力促自己對生活事物多一點有意注意，藝術對人的情感與情緒會產生淨化作用。

藝術可以喚起人對生活的激情，當人進入美感享受時，會發現自心細緻的感覺經驗，藝術是人類最寶貴的財富，你能否挖到寶，就視個人能否靜心覺察感受，能否有審美的眼光，否則縱然身在寶山也空手而回。於是我們積極推動快樂閱讀說故事，由說故事積極學習品味生活，積極建構生活態度與價值觀，自然學習生命教育，覺悟後能安詳有化育天下的胸懷。說故事可以認識自我，讓每個人對人生有高度自信，並積極奮鬥能自我實現。可以培養生活感受力，使富得充實，窮得快樂，建立快樂的社會文化生活，發展全人生活，有健康心理，提升生活審美境界，增進愉悅的心。啓發自覺力需要有人文環境的設置，有人文教師可以發展人的感知覺，自覺力才能由內而外被激發出來。

在歐洲國家不論是法國、義大利、荷蘭……都思考如何從生活藝術美學提供自然又快樂的學習，街道的雕塑有英雄，有教育家，有思想家，有人與自然相互依存的傳說；在城市的地標，在教堂，在平民的住家，存有古老建築美學，老師的教學就在教堂，說什麼是文藝復興時期的巴洛克建築，在街道雕像之前說關於人的歷史故事，生活環境就提供學習藝術的教材，這樣生活化的教學目的在於經由說故事培養健康心理學童。心理學家馬斯洛（Abraham Harold Maslow; 1908-1970），認爲符合「健康」的心理，應對現實有高超的理解，能接受自我及他人和大自然，有自制，不隨波逐流，自動自發並能解決問題，情緒反應豐富，有較多最美好、最快樂、心醉或狂喜一類的高峰經驗。

雖然隨年齡增長與人之間的疏離感增加，渴望有隱私權，但是對人類整體的認同感也增加，不但能因爲常有感謝心，增進良好的人際關係，而且有更多的民主性格，隨其創造力的大幅增加，能自我改變某種價值體系……。這種健康心理特質的學說，雖然它不是文藝心理學的範疇，但是西方繪本圖畫內容有的從自然觀點，有的從社會觀點等不同角度，呈現不同美的現象。這些現象有時並不隨文句或情節的結束而結束，在所描繪的圖像裡似乎留給讀者，有無數可以自由詮釋的可能。於是當多數人共同閱讀一本故事後分享所得，每位讀者都可以在圖畫形式暗示的啓發中，不自覺地經由自我的想像，帶進自我的生活經驗以及個人獨有審美觀，於是新故事由讀者重說故事產生了。讀者重說自己的故事也重新認識自己，閱讀與分享繪本童話故事，可以讓讀者有「健康」特質。故事導讀除了說故事給兒童聽，提升人文素養，使兒童身心都健康，亦是導讀教學的目標。

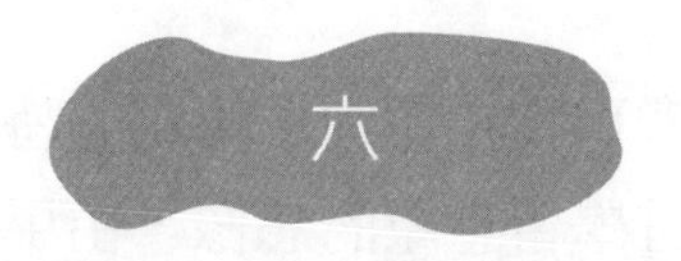

重說故事敘事療法

㈠ 繪本故事隱喻特徵與作用

繪本故事是有結構的文本，作家想要傳達思想理念，在經由文學故事體寫法建構出一個故事結構的時候，這個結構表象是在傳達一個事件發生的過程，但是在語言中會一個應該說清楚卻沒有說出來的話意，文學創作修辭學的用語稱它爲隱喻，就是言在此意在彼，用於現實生活中也是一種溝通方式。古時候的臣子用隱喻故事對皇帝諫言，聖經上也處處是隱喻的說法，佛經或佛禪師父更是用隱喻法說故事，主要是希望對問題的理解與思考能不爲文字表象所設限，能有更深一層字義的思考。隱喻英文名稱metaphor源自希臘字metaphora，代表「傳遞」，將眞實的事物以影射、類比的方式傳達出來。隱喻的基礎在兩件事之間有某種相類似，當它們的類似被注意以後，這些在其中一件事有的元素，也可以在另一件事中找到。晚近也有人將隱喻故事移用在心理學上，藉由故事的隱喻思考與他人的心靈進行潛意識溝通對話，改變人執著意識的結構。目前將隱喻用爲心理治療，主要是透過故事來和當事人建立關係，傳遞理念給當事人，諮商進行內在心理結構改變的目的。這種治療也有人稱它是讀書療法。

雖然隱喻它有兩者事物相類性做轉化的特徵，但是讀書療法不是在於從故事文字語言學習意象的想像，由甲是乙的這種聯想可以改變思維，解決心理問題。繪本讀書療法主要是用於故事角色心理反映在行爲的現象做探索，於是用心理學範疇用語的「暗示」會比「隱喻」更適合，因爲暗示乃以語言、表情、手勢、行動，或某種符號方式含蓄間接傳達心理現象訊息，向他人示意，使人領會，所以讀書治療解構文本結構，就是要從故事的「暗示」做解讀判斷。

以《謊言小精靈》爲例，畫家描寫說謊小女孩心理行爲時，總是將小女孩置身半掩門後，或身體低於桌沿的視角、在與父親相鄰而坐有空間的保持距離……這些都是可見的暗示，至於小精靈雖然是無形看不見，卻是如影隨形地跟在小女孩身邊，這是小女孩心理交戰不安的暗示，暗示在故事高潮迭起中會不斷出現，讓讀者了解謊言在心裡的魔力，只要不誠實坦然面對，謊言小精靈的出現會越來越多，多到與親密的父親有了疏離感，多到家裡像鬧鬼的城堡，讓自己不敢跟媽媽說話，這種心理的煎熬不言用暗示使人意會的故事，只要能將它解構就可以有一條可以對故事情境做對話溝通的空間。讀書治療就在這空間中進行對現有現象的多元層次的討論做出新的詮釋，這時由於層層分析問題，問題本質越來越清明，「我」的意識會漸分離原本執著的想法，所表達的觀點會是新生產的思想，這就是所謂解構後重構思想的讀書治療精神。

㈡ 隱喻與讀書治療

讀書治療廣泛被用於兒童、青少年、老人、慢性疾病患者、精神分裂症、憂鬱症、中重度焦慮患者、受刑人等。讀書治療是爲了協助心智發展，以文本進行評論性思考分析，協助建構多元思考的判斷力，了解人類行爲動機，洞察問題的特殊性與普遍性，能認識人我的關係，能自我覺察找到自身以外的興趣，在自我評價之後，能產生正向發展自我的概念，自我塑造理想人格。讀書療法不是單一從閱讀故事，就能讓問題有所改變的萬靈丹，導讀也不會只是看文字說故事講道理，而是要從故事情境知道心理，進化提升到我們如何知道心理的過程，並且能從現象中的事實做思辨性推理，引導時因爲能理出文本多元的問題，能適性提問並留有較大可供討論的空間，將問題的結果留給當事者，協助從自己生活經驗和所閱讀教材做問題判斷，不設立特定的標準答案，在不斷解構重新建構認知對文本多元層次的詮釋，反覆思考辯證問題，深入探索重新對生活理念建立新思維方式，這樣才有益發現本心與本性及受困的問題本質。

爲了使人有更高層的認知能力解決自身的問題，於是讀書治療用於精神心理的導讀，縱然使用的是繪本故事，但是不經由深層問題思考分析，看見人與事物之間的關係，就很難發現自己心理的問題。所以繪本導讀固然情節簡單，對文本情節的結構仍必須進行解構思考，這樣方可透過閱讀改變或轉化人心理障礙。所以繪本讀書療法是在「我」的主觀性立場，使能客觀重新看故事角色的心理，讓舊有心中執著隱藏在心底的「我」，能在對事件問題的分析中清楚看見內在「我」的心理癥結，這就是人們常說「看看別人想想自己」在當下內省的學習，在討論文本當下如果「我」能有所領悟，回到現實重新認識自己，面對問題改變處事的方法建構新觀念，回顧過去會覺察人生有不同的角色扮演，覺醒人生如戲隨時可以更換自己扮演的角色，並且可以自我決定如何演得精彩，這時讀書治療就已經讓當事人，開始進入自我認知重建過程，可以回到現實付諸行動，給自己演一個全新角色的機會。

我想……《謊言小精靈》（如圖6-1）這篇生活故事，談兒童罪惡感心理現象，在現實生活很少被注意到兒童的心理故事，值得我們探討，內容寫一個小女孩雖然記得母親叮嚀，所有的珠寶手飾，唯有珍珠項鍊不可以玩這件事，但是越是禁止的事，越忍不住地想去玩，沒想到就不小心把外婆送給媽媽的那條珍珠項鍊弄斷了，說謊是因爲害怕心理而發生，謊言讓自我的心靈覆蓋一層陰影，不敢面對自己與母親，自身躲在黑暗處感到焦慮不安，故事以隨時與自我良心對話的小精靈，飄浮不定地圍繞在自我與父親之中，阻隔與父親關愛的感覺，更是讓小女孩感到不安地躲在小角落，不安的心跟著去上學了，不安的神情被老師發現了，恐懼的情緒忍不住流淚宣泄了。

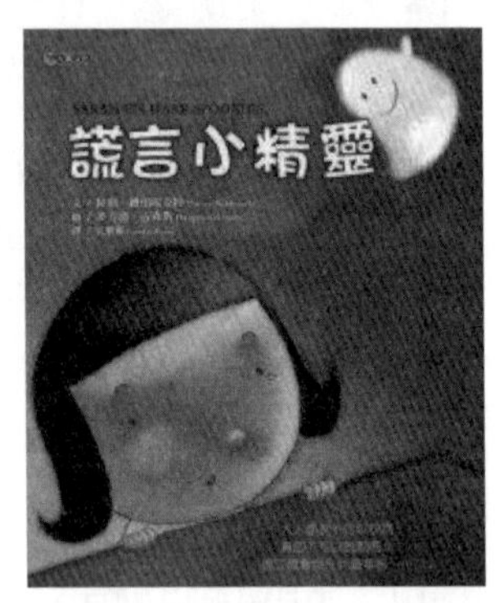

圖6-1　《謊言小精靈》

《謊言小精靈》的小女孩心裡焦慮，源於道德發展心理中的罪惡感。罪惡感它屬於人性的特徵之一，它比憂慮表現更強烈的情緒，當人犯錯憂慮被懲罰、逃避被懲罰的同時會產生罪惡感。罪惡感是一種情感的體驗，兒童在以下幾種情況會出現罪惡感：

1. 未做錯事卻因爲情況超出自我所能控制的能力，得失之間也會有罪惡感。

2.三歲到七歲害怕外在權威，或害怕失去父母的愛產生罪惡感，犯錯之後立刻在非意識性的悔恨下對自我行爲做譴責，這種自我譴責可能發展成不健康的極端情緒。

3.想像受害者受到傷害的痛苦發展出同情心，對他人未盡全力協助，發生不想樂見的結果，對不盡責有罪惡感。

兒童發展罪惡感之前，通常已經能覺察到別人是獨立於自己的存在，覺察到自我行爲對別人可能產生的傷害，引發短暫性的罪惡感之後，又會理性覺察情緒衝動產生的因果關係。這種罪惡感產生後的心理可以協助社會責任感的發展，讓心理趨於成熟提高人格影響道德行爲的內化，發展出更強的社會行動力或道德感。但是故事情節中做錯事後的兒童，隱含心理焦慮與行爲的關係，如果罪惡感的心，無法突破思路的死巷走出迷障，罪惡感有時會造成往後精神心理的障礙。因爲人的意識會不自覺在內心裡對話，如果人的理性被強烈罪惡感控制住，心理一直存在某一種情境裡使情緒混亂，不斷在心裡譴責自己的錯，罪惡感會引導人對問題認知產生錯誤的思考邏輯，讓行爲不自覺地偏差了，讓人的精神處在焦慮和憂鬱的狀態。有一個生活故事的主人翁，是我華梵大學的學生，有一天在課堂寫作卷的角落，以細小的字引起我注意，他這麼寫著：「有些瑣事就像魔鬼般地纏繞著我，甩也甩不開……爲什麼人要長大呢？現在的我繼續尋找答案，老師您能給我答覆嗎？」課後與他深談，他說：「因爲承受助學貸款和償還車禍賠款，以及上法院的多重壓力經常失眠，每天反覆告訴自己活著太辛苦了，自己眞不知道怎麼活，如果不是自己太不小心，父親就不用加班累出肝病，父親不罵我，我知道這一切都是我的錯，怕父親擔心我而離開我。我睡不著，大腦經常有個聲音在說話。」這個心理總認爲自己有罪，在假設性的信念下產生負面情緒，又對負面思想的對話，沒有分析其間眞正的關係是什麼，在不忍父親的辛勞，怕失去父親的愛，心理有隔離感、羞愧感和罪惡感，因爲無法先排除心理的罪惡感始終覺得痛苦，這個故事與《謊言小精靈》的心理一樣，帶有羞愧內疚的心理危機，都因爲父母的愛加深自己的罪惡感，缺乏理情行爲療法產生正面的思考，無法跳脫那一個情境進行自我心理調適，所以害怕的心聲無法停止。」罪惡感與焦慮經常同時存在，嚴重會導致憂鬱。

有一位五十歲患有多年憂鬱症的婦女她說：「我覺得當時自己的憂鬱症是因爲有罪惡感⋯⋯。我憂鬱因爲承襲罪惡感。」在概略敘事經過後，我請她把親身經驗對罪惡感的故事以寫作方式表達，回家後她用了五個小時寫出承襲父親罪惡感的心理。

從小我就多愁善感，看不得人受苦和動物受罪死亡，在寫這篇文章時，我不禁好奇，這是天性還是後天環境使然？家父從小就沒有母親，而祖父是個行走的郎中，他的養育就託付給親戚，在輪流寄宿的生涯裡，飽受人情冷暖的煎熬，常被指責沒娘的孩子沒教養。大陸戰亂，他隨部隊到臺灣，在這個舉目無親的地方，結識家母，一個富農的女兒。在當時的時代背景下，他們的婚姻不被祝福，父親的前半生帶著剋死母親的夢魘，後半生又愧對執意跟他過苦日子的妻子，罪惡感深深擄獲他，他不知道如何檢視自己心靈的創痛，時間沒有削弱它，到現在年近八十歲的他，做客只吃半飽，舉箸只夾面前的菜，而妻子就是他的老佛爺。歲月並沒有除去他心中的沮喪，他以爲用超高的道德規範來教養子女，就可以免除別人的嘲諷，於是家中高掛的家訓是「己所不欲勿施於人」，「吃虧就是佔便宜」。但人性的複雜豈是這短短的座右銘就可以通行無阻的？我常想如果基因會思考，苦難就不會傳下來，父親被壓抑的情感，需要一個出口釋放，我的情感與他的戒律謀合了，我就成爲那個出口，從教忠教孝的大道理，到小弟摔跤、媽媽感冒，都與我這個做大姐的有關。奇怪的是我都聽進去了，還自責辜負爸爸的苦心，「罪惡感」悄然在我身上扎根了，我將自己存在的基礎放在父母的認同上，但是要得到他們的掌聲卻是那麼難。同一個屋簷下的家人雖然彼此相愛，但有時憎恨也會很深，我渴望自己是個獨立的個體，有自由的意志，婚姻是逃離他們的手段。這個決定錯得離譜，我沒有學會愛自己又怎麼能愛別人？我不認識自己又怎麼清楚和自己結婚的人是誰？婚姻裡我又再度受到考驗，婚後我繼續允許別人在我的心靈施暴，我的逆來順受，更助長先生和他的家人對我的壓迫情結。在這個文化與價值觀迥異的家庭，尋求認同根本是緣木求魚，我的人生一團混亂，努力二十年累了也病了。罪惡感是把雙刃刀，驅動我勇於任事，卻也讓我陷入嚴重的憂鬱中。在接受藥物與心理治療師的幫助下，剛開始有效，一段時間後發覺用藥後，我的情緒更低落。在講述那些痛苦的記憶時，我會哭得更厲害，陷入更深的悲傷中，而心理治療師教我消除那些會引起負面情緒的方法，像是切斷與原生家庭的臍帶，要拋開大半輩子奉行不渝的準則，我迷惘極了。放棄治療中的我靠祈禱、書本、靜坐、挽救自己，和那個傷痛的孩子對話，不完美不是他的錯，放下「罪惡感」善待自己，在生活中學會觀照一切，讓生活的各種想法一一流過心中，既不排除它，也不歡迎它，只是凝神觀察我的情緒，就只是一種情緒。這種分離觀察，讓我覺知到在我之內有個超越自我的大我存在，也就是本我，我不用跳出藩籬脫離苦海，當下就是極樂世界。

（本人同意書寫罪惡感的故事提供張嘉眞老師公開出版、演講、授課引例之用無異議）

作者：小靜

這是一個在現實生活中對父親生活態度感知，長期積累在自我意識裡，演變成個人內心爲人處事的一種道德與信念框架，形成無法擺脫的精神枷鎖。這篇敘事在閱讀繪本《謊言小精靈》之後，經由寫作重說故事，走向健康的人生，而樂意將自我的心理故事在社群公開提供給讀者們分享，證實自己走出罪惡感的憂鬱症。這是在讀者也是作者的一次簡明性寫作敘事，看見故事中父親對女兒的影響，同時反觀自我所處的境遇而有所領悟，走出看不見卻事實存在心裡多年不曾自覺的「罪惡感」。人可以透過自我聆聽心裡的對話，在重說故事中解構自己思考問題的結構，而這個案例之所以成功，繪本扮演引發對話釋放於內心壓抑的媒介與工具，使能開啓封閉已久的心，降低心理的防衛，這是一個主要因素。還有一個因素是以文學作品經由對角色心理的同理，喚起閱讀者與故事角色的心理聯結，喚起個人早期經驗和記憶或是與原生家庭的關係，在重說故事敘事寫作當下抒發壓抑的情感讓心裡得到平靜。

繪本生活的敘事不但抒發情感，而且寓喻說理做形象思維，對兒童偏離常軌的行爲，在創作時表現自心的情感與說理的趣味，讓人認識自心本性，規範自我的行爲，提升自我的情意境界，不堆砌典故，不用生僻詞藻堆疊，不說沒有意義的空話，從生活中思考如何讓讀者用心感受並覺察自我。更重要的事生活故事，經常讓學生以自我突破，解讀自我心理障礙，不自覺改變偏差的觀念及行爲思考問題，這應該就是應用藝術本身的美所具有治療能量，讓兒童自我潛能開發，體驗自己，培養自我成長能力，透過意象思考與探索自我的潛意識，在意念和情感統整並與人分享時，認識自己並控制其情緒和行爲塑造健康的人格。

所以繪本能創作出文學多元的內在美，不分老少也都能經由閱讀後重新敘事說「我」的故事。這是因爲藝術的特質就是需要投合人的天性、人生活方式和習慣，藝術作品必然能感動心靈，繪本故事藝術就是把眞善美寫進兒童的心裡，清楚掌握欣賞者心靈需求和性格的不同種類，創作時既要求精確描繪，亦巧妙地想積極影響改造心靈，於是不同形體的繪本童話對不同性格的讀者都富有感染力，能引發出適應心靈需求的信念。童話屬於文藝寫作，既要模仿兒童現實生活行爲和心理活動，以至生活中自然的一切事物，還需要像一位哲人能給讀者生活的眞理，更要在寓教於樂中讓文學像一面鏡子，啓發反思淨化人心發揮社會作用，創造引人入勝的意象，讓兒童讀者放下遊戲，隨著創作者心靈的想像虛構，從存在現實事物的模仿超越，進入另一個幻想模仿的世界，全神貫注進入忘我境界，在大腦浮現無數聯想時，能有神采飛揚的快感，繼而能觸動讀者心靈裡更高級審美意識。

藝術不僅是美的欣賞，人有審美與創造美的能力，在美的藝術思維過程可以訓練人從邏輯推理展開演繹與模擬思維，使人從表象理解超越時空在具象以外抽象的思考，自我激發出獨有的潛能，也由於美的藝術思維不僅要知識學養，也需要結合生活文化跨領域延展視野，更要有情感體驗的感受力，人在敏銳觀察事物特徵下，能學會尊重有形與無形的生命。遺憾的是藝術創作或具有生活藝術美的人常被誤解，以爲能藝術創作的人，必然是讀文學或美術及設計的學生才有美的天賦。其實一個能創造生活藝術美的人，未必是滿腹經綸或是受過某些專業訓練，因爲美是比知識還崇高的學問，美不在於事物本身，而在自心的感受。

每個人都曾從物象觀察與生活體驗做記憶，生活中一次美好記憶可以化爲人生的理念，人可以爲此理念義無反顧地自我實踐，不怕挫折，有毅力勇往直前，這也是一種生活的美。美不在結果，在過程的感受，美在體驗後的領悟啓發人性的新思維，美在與眾不同的想法，展現獨創的智慧。生活藝術強調多元創新，展現充沛文化活力精神，各國爲提升國民有美感的人文素養，一致性地從生活環境做起，一盞街燈、一座橋樑、一座象徵民主的殿堂……城市的空間藝術，象徵當地人民生活價值觀的追求，精神文化的水準，世界各地的城市藝術，建築與地理文化結合，融入歷史概念使產生附加價值。

藝術創作不僅是審美，藝術欣賞可以訓練思考邏輯與感受力，協助人從直覺進入想像的推理與自我表達溝通能力。因爲藝術的理解是經由象徵聯想，進入創作者心理的意象做詮釋，這個過程一方面可以經由想像自我訓練創造力，另一方面當主體與客體產生美感聯繫當下，讀者與作者在無形之間有了心靈的契合，在閱讀藝術美與作品自然對話而啓發人內在情意反思，人會在美的鑑賞下做藝術思辨，將內在意識改變，重新認識生活的價值或認識自我。

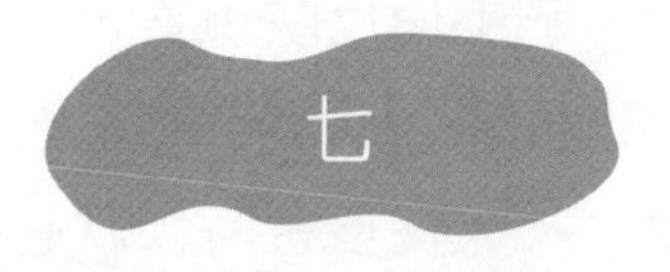

繪本心理學說什麼

㈠ 對真實生活的模仿

兒童成長需要模仿學習，對家庭獨生子女而言，缺少兄弟姊妹的互動，應有人際關係的體驗會不足，在幼兒時期的對照護者產生依戀狀況時間會比較長，進入幼稚園也會缺少社交經驗出現行為問題。兒童學步的時候就開始透過模仿發展成為自主的個體，發展心理學對兒童模仿研究，說明兒童生活技能需要有模仿的榜樣，當兒童從模仿的榜樣觀察獲得技能知識或對話語言時，兒童可以重新創造出一個比原有榜樣，更誇張、更有趣的動作，或者說出更具想像力的句子。模仿對兒童而言不僅是一種學習的手段，兒童經由模仿更因為可以覺察到自己與榜樣之間相似的地方，覺得在生活形式是「聯繫的」而感到快樂。繪本故事設計兒童遊戲情境，引導兒童進入社會性人際關係的學習，使兒童隨年歲增長讓自己的心智日漸成熟，行為也能符合社會所接受與期望，所以西方繪本故事，從模仿兒童發展心理在情節和人物場景模仿兒童的行為。

亞里斯多德認為現實世界是眞實的，模仿現實世界也是眞實的，模仿不是抄襲事物的外形，而是一種創造性的活動。亞里斯多德以現實的人生爲模仿對象，主張「模仿的本質在通過個別表現一般，通過特殊表現普通，它不僅反映現實世界的個別表面現象，而且揭示生活內在本質和規律，因而藝術比普通的生活更眞實、更美。」亞里斯多德也說：「人從孩童時候就有模仿的本能，人和禽獸的分別就在於人最善於模仿，他們最初的知識就是從模仿得來的。人從模仿得來的作品總是感到快感，經驗證明了事物本身看上去儘管引起痛感，但維妙維肖的圖像看上去卻能引起我們的快感。」繪本模仿兒童的生活，模仿兒童的心理與情緒，模仿兒童的行爲，繪本對兒童成長的模仿，可以提供兒童經由閱讀間接擴充生活經驗認識自我情緒，協助成人認識兒童每一個階段發展的特徵。

依循亞里斯多德的「模仿」說，看兒童在八至十二個月的特徵，這階段的幼童開始對探索事物的功能產生興趣，十六個月之後傾向於對人的情緒表達與生活各類行爲，例如對煮飯、掃地……感到興趣。學步兒童透過模仿發展成爲自主的個體，生活中父母的言行舉止、故事語句的聲調，都將成爲模仿的榜樣，在對榜樣學習獲得成功的技能之後，生活能力也有跳躍式的進步，他們會進一步在同儕的遊戲中的動作相互模仿，或從知覺自己與榜樣之間有其相似之處使心理產生愉悅感，他們可以感受到自己與同伴聯繫在一起，並且相互協調遊戲進行的規則，隨著心智成熟越來越喜歡模仿學習具社會性有意義的行爲，因此模仿確實是人的本能。兒童的文學供幼兒閱讀的生活故事，以寫實模仿兒童生活的點滴，協助獲取生活技能，模仿寫實的兒童生活故事，它是兒童的文學以人爲本寫實藝術表現形式特點。

寫實形式創作不是一個小細節都不放過，將生活瑣細的事物全都錄，兒童文學進行寫實畫作構思的時候，它也必須深刻認識世界，從各類各樣社會的美做適切選擇，在具體美感中找尋意義，在有了妙思的時候，遷移自己的思想，注入情趣並抒情，以客觀的景物，融合主觀感受和理解，運用藝術的手法加工創造出生動的藝術形象，而這個藝術形象的創作，物象刻畫雖然也重視外在形體像照相一般寫眞、逼眞，但是它更重視內在精神的描述，必須很自然不加以雕飾，讓兒童讀者既能客觀認識事物內在的本質，還要能從畫像的形傳達內心的神情，充分體現人的思想與性格。從形體傳神的藝術創作，還需要能描寫出客觀事物的「理」，這個理可以是道理，可以是人情物理或事物內部的規律常理。以形畫作容易，以形傳神或理出事物的理，就不是每個人都揮筆自如形有神，能夠讓形體與精神合一的創作，須對事理或物理特徵及過程瞭若指掌才能栩栩如生。所以如果能仔細尋訪繪本心理世界，每位兒童都有可能是繪本故事的主角，繪本發展心理教育幾乎都能爲讀者設想解決兒童問題的策略。

㈡ 關注人發展的危機

心理學家說二至四歲發展兒童理想人格的時候，有可能會遇到一個自主對羞怯與懷疑的社會心理危機，這個危機出現時會因爲以下幾個心理因素，影響學習與人際智慧適應社會的發展：

1. 以「我」爲中心自我堅持的幼童，當想要「我自己做」，但能力不夠，事又做不好，沒有得到心理支援轉爲羞怯，羞怯使內心產生強烈的情緒衝突，可見的行爲經常性無法控制自我情緒容易惱羞成怒發脾氣。
2. 當兒童理解做個正派與有能力的人代表什麼意義之後，會自我努力想做一個理想的人，有時候在生活中認識到自我的行爲，不符合理想的標準就感到羞愧，即便沒有做不遵守群體共有的規範，也因爲自我要求高而羞怯。而這種經驗卻讓他的心理極爲不愉快，而逃避新的活動不願意融入他人，這類兒童容易自我否定，告訴自己「我什麼都做不好，很容易失敗」，因此生活學習新技能的獲得變得緩慢艱難，自信心與價值都被羞怯取代而懷疑自己，演變成不願意嘗試新的學習，除非活動形式他曾有過成功經驗和熟悉的情境才可能自在快樂學習，這是自我要求高，能力不足難自我實現，容易向挫折投降型的兒童。

3. 幼兒對成人的依戀還存在，遇到挫折以爲哭鬧可以引來成人爲之解決問題，凡事需要老師或父母介入解決問題，當同齡心智較成熟的玩伴認定是「幼稚」而疏離，就出現歸屬感缺失體驗，這種學童容易成爲其他同學排擠對象，甚而成爲強者固定欺負的目標，很難適應現實社會環境，出現人際智慧發展障礙的可能。

4. 家庭環境優渥、父母社經地位高的兒童，在強者面前不易捍衛自己的利益，在強者欺負弱者而害怕強勢面前，容易因自信心不足又想引起注意與被尊重，自然造成自卑對抗自信的心理危機，自卑心沒有因自信強大而改變，自以爲是的優越感，會不自覺出現瞧不起弱勢同儕於遊戲互動行爲裡，如果疏於被教導如何表達對弱勢的關懷與包容，尤其心理已經有追求高理想的人，自然的心雖然是想跟其他人玩，但覺得他們的玩法與自己的高格調水準不相融，無法拉下身段就離開成爲群體的孤鳥，出現個體人格與團體融合歸屬認同問題的心理困擾。

以上這些心理與行爲都在不同的繪本故事有所描述，也都相應提出解決問題的策略，如果想解決兒童心理與行爲的問題，在教養上覺得沒有方法的母親，經由文本導讀認識角色心理背後所代表的意義，對於現實生活中兒童常陷入無知與無自信的迷惘，就可以從家庭教養教育做起。我們並不是期待父母成爲應用繪本故事擔任兒童的心理治療師，只因爲繪本的讀者可以從兒童到成人，故事導讀的對象可以是不知道如何教養教育子女的家長，倘若導讀者能讀懂圖畫故事，如何巧妙闡釋人性陰暗的心理，爲兒童解決精神心理的困惑。繪本導讀可以由媽媽讀書會，滲透到家庭協助認識兒童發展；除此之外，繪本故事對兒童行爲，能掌握個體人格特質反映於外的精神心理和行爲關係，在讓父母認識兒童的同時，也可以從圖畫故事認識自我的童年，或自我情緒障礙對子女教養的影響。

所以故事導讀者是不是也應該知道繪本心理學在說什麼？即便是不爲父母做心理教育的導讀，認識兒童心理發展也是必要的。爲什麼呢？因爲從教育的角度而言，導讀故事引起學習動機有興趣閱讀，固然是閱讀教學的第一步，但是繪本是人文學，繪本故事有語文、生活、教育、心理、哲學、藝術、美學、文化。至於如何選擇繪本，做什麼樣的活動導讀必須依其教學目標考慮。如果想要繪本進行文學敘事教育性治療，繪本故事傳達什麼樣的心理現象應略知梗概，對讀者的心理發展特徵需要瞭若指掌，更重要的是熟悉各類繪本的特性，理解讀者心理問題能隨順機緣而用。目前市售的繪本探討幼童恐懼、羨慕、自卑、嫉妒等一類心理的故事比例升高許多，因爲人不同階段的發展心理需要隨時被關注，人才能有健康的心理，發展圓滿的人生。

㈢ 父母性格對兒童的影響

每個人在現實生活中表現的種種行爲，都是人內在各種組織特質外延的一個自我表現，當然種種特點表露於外給人印象的特點中，也有未顯露而穩定的心理現象，心理現象會由感覺、知覺、記憶學習，思考、情感組合成為一個人格整體，生活中想由外表行為對人格特質研究是困難的。因此《人格心理學》緒論說：「把人格的研究置於測試的情境，進行客觀化探討有其困難之處，由於研究課題的對象是人本身的整體，有的心理學家認為客觀地研究有損人的尊嚴，還有的人認為客觀化也損害心理的複雜性和人性，得不到眞實研究的資訊，因而有人提倡在文藝創作中去找人格研究的材料。」

所以目前坊間繪本寫實故事創作，作家都好似擔負兒童心理學家的工作，以個別化方式塑造性格形象的人物，經藝術手法帶出人物形象特質，提供成人從環境與教養的關係，或從行為與精神心理關係認識影響兒童發展的各種變項因素，這些故事以兒童各種心理反應為題材創作，傾向寫實的生活題材，也不失故事虛構想像的移情或暗示。這是因為文學家不是歷史學家，重視的面向不在個別的事，或者已經發生過的事，文學家觀察社會普遍存在可能發生的事，以現實生活為寫作素材，透過特殊的藝術手法及個別表現特色，反映世界個別的表面的現象，揭示的卻是生活與精神內在本質和規律，目的在於給人們提供可以指出生活道路的智慧。

繪本不是只說一個故事，繪本故事有兒童發展心理學。發展心理學主要是研究：人成長過程行為是怎麼發展的？產生行為的變化因素是什麼？又有哪些因素可以改變兒童的行為？人可以經由各式各樣的教育環境所提供的經驗和見識積累，在自我內心覺察中，產生新視野去看待自己與別人的關係。至於複雜的發展心理學可以總括成兩個系統： 1.是自我系統，包括：學會如何知覺記憶發展智慧、學會發展語言應用理解符號、學會思維推理解決問題、學會自我內心覺察與觀察他人情緒，如何從本我到自我進而超我的發展出健康人格。2.建構社會系統，包括：學習與社會融合適應環境有更好的生存技能、學會不斷和社會環境互動能與他人建立溝通模式發展人際關係、學會認知不同社會人與人之間的生活情境並發展解決問題的能力。人的心理在發展過程中容易受外在環境因素刺激與影響不能健康發展，心理分析學家艾利克森從初生到終老，將人心理社會性發展分爲八個階段，每一個階段發展順利與否，會對未來的人生產生相對應的危機，八個階段與兒童發展相關有以下五個：

第一階段是零至一歲，是信任與不信任的衝突，發展順利的會有安全感，發展不順利的容易焦慮不安。

第二階段是二至三歲，自主行動控制力對羞愧的衝突，發展順利能信賴環境，知道環境有些不可違反的規則，發展不順利會懷疑自己缺乏獨立的自信。

第三階段是三到六歲，自主學習進取對羞愧內疚的衝突，發展順利能自覺有行動力，在每一次自我抉擇成功與失敗獲取經驗並自我負責，隨著知識與智慧成長，視野變寬了但自知能力有限而渴望求知，渴望有趨於平等的夥伴關係，引導認識了解自己和環境，並且對於衝動的錯誤能給予支援，使心中所想的能實踐，並能降低罪惡感。

第四階段是七到十二歲，勤奮對自卑的衝突，發展順利能獲得學習能力有成就感，發展不順利引申出學習障礙有不如人的自卑。這時期的兒童用心投入自己喜歡的活動學習，在假想的遊戲中得到滿足，在眞實生活有創造性活動可以引其他人注意，能堅持與他人合作完成任務，發展順利爲未來學習打下基礎，發展有所挫折在同儕間無足輕重會有自卑心而退縮。

第五階段是十二歲到十八歲，自我認同對角色混淆衝突，發展順利能知道自己是誰，想成爲怎麼樣的人，形塑自己的形象，融入群體有歸屬感。發展不順利，不能增進自我認同的信念，對現實盲目偶像崇拜，會演變成熱衷小集團，對非我團體有敵意。兒童成長的五個心理危機，存在兒童生活，表現在行爲上，由於家長並非皆能理解兒童發展心理過程，家庭教養教育通常只能以自身的觀點，自以爲是地解釋兒童行爲現象，不善親子溝通的父母就以權威、命令、禁止、處罰等方式讓兒童就範，往往引來親子情感的疏離，兒童問題延伸出精神障礙情緒困擾，行爲就容易偏離常規，而這些兒童的情緒與心理障礙，在日常生活當中很容易被忽視，在缺少心理輔導之下演變成問題的兒童，或者是深藏心底影響處事態度，日子久了產生精神心理障礙的可能。

繪本是文學的創作，雖然故事情節與角色都不離人的心理，但是故事不會明白指出情節事件背後心理因素是什麼，因爲它不會清楚說明心理的理論。於是父母面對孩子成長問題，縱然繪本都有相類似的故事，仍焦慮煩惱不知道如何做爸爸、做媽媽，不知道繪本可以怎麼樣應用在生活教育裡。以我們最常被問及的問題爲例：「孩子內向交不到朋友，沒有自信，總是畏縮不夠積極主動參與，怎麼辦？」其實這是發展心理學層面關於氣質（temperament）的問題，而且有一大部分因素與家庭主要養育的成人性格有關。研究發現一個兒童的氣質與父母親具有相應性，一個主動社交響應型的父母，對社交響應沒興趣的孩子感到失望，因爲這樣的兒童被動、內向、退縮，相對於好活動、能主動與他人促成交往交際的兒童相比，對來自於他人的注意缺乏積極主動的反應。兒童發展心理學談論的氣質，繪本心理學用圖畫故事展現事例來闡述，對一般讀者而言，繪本是一個故事，但是懂兒童心理的導讀者，卻可以清楚知道如何爲家長的疑惑，選一本關乎親子關係如何影響兒童發展社交的故事，讓家長讀者明白兒童內向心理的因素，體現導讀對人心理認知的專業。

我想……安東尼．布朗所創作《當乃平遇上乃萍》（如圖7-1）是完全符合兒童發展心理當中關於「氣質」論點的繪本心理學，故事以對比法設計富有的母親與兒子這個單親家庭的沉悶不快樂，對比貧窮失業的父親，帶領開朗樂觀活潑的女兒，讓我們認識親子關係對兒童氣質的影響。這本書英國兒童故事與插畫家安東尼．布朗，以猩猩做動物擬人化設計，用簡短口語說一張畫面的情節，故事內容分四曲，類似生活故事四個章節，描寫兩個分別生活在單親家庭的兒童和狗一起在公園玩的故事，這層次是兒童所能理解的情境故事，但是它不是純然以兒童爲閱讀對象的繪本，而是以身處在不同單親家庭，成人心理對兒童個性對比差異爲寫作題材。

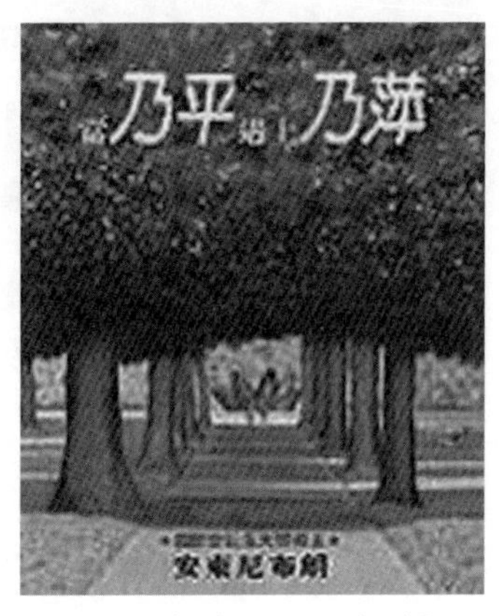

圖7-1　安東尼．布朗，《當乃平遇上乃萍》

由於作者安東尼．布朗，強烈關注女性主義、階級關係、家庭文化與弱勢兒童心靈孤寂等問題影射，故事不僅以孩子的思維看世界，還可以讓讀者延伸理解母親的言行與心理造成內向男孩遊戲缺失體驗的後遺症；這個故事虛擬寫實融合爲一，作者安東尼．布朗寫第一曲，以住洋房別墅、戴高帽、穿戴華麗的婦女爲主角，她是男孩乃平的母親，作者對這位女性沒有言論的評價，具體巧妙用文學意象的象徵，以及主體自述語言顯露她生活價值觀的追求，反映內在的精神心理。

乃平和母親生活富裕，母親的內心將自我形塑像維多利亞皇室般高貴時尚、言談權威的形象，言語充滿鄙視瞧不起他人與命令式的口吻，心理卻存有幻想性驚恐、沒有安全感的焦慮症，生活在這樣高傲嚴厲的母親教養下，乃平無論在家或出外散步都穿皮鞋像個小紳士。故事第三曲，畫面上的乃平，無奈眼神望著窗外說自己的故事。

遊戲沒有貧富的差別，兒童只要能自由快樂地玩耍，在遊戲中就可以欣賞他人建立友誼，可以表現個人的潛能而認同自我。但是乃平遊戲的快樂很快就被剝奪了：「母親發現我們在講話，我得回家去了。」這顯然母親嚴禁自以爲是出身高貴的乃平，不得與「野孩子」乃萍一起遊戲。母親的禁令，平時乃平必然謹記於心，也因爲母親貧富價值評價影響教養觀，乃平在遊戲技能以及交朋友都出現被剝奪的缺失體驗，乃平與乃萍一起溜滑梯，最初是被動的，乃萍的速度快得能讓乃平嚇一跳，乃平在遊戲上需要模仿乃萍才能照著做，這個現狀起因於嚴厲管教的母親教養出拘謹害羞的乃平，同時說明獨生子女的家庭缺乏玩伴相互學習模仿，有機會遊戲也內向害羞被動，產生內向害羞型自我認同的一種缺失體驗。

㈣ 缺失體驗的心理

心理學家對童年的體驗，如何影響人的一生這個議題，認爲體驗不是從知識獲得的經驗，體驗是在生活中的某個特定環境，某個情境下與心聯繫產生心理的反應，它隨著環境與活動經歷會不斷生成並做變化與更替。體驗在生活實踐裡生生不息，人在被新的環境刺激以後，心理既有舊的圖式會做改變，有的被同化，有的順應產生新體驗，各類型的體驗在不斷被同化與順應過程，對人的個性、氣質、思維方法、審美心理的結構，會起到充實和昇華等發展。但是當生活中人身安全、生活穩定、免遭痛苦等基本的心理需求不能滿足，有被剝奪的感覺時，心理學稱它爲缺失性的體驗，它是一種物質或精神需求不能滿足的情緒反應。

嬰兒還不能用語言表達的時候，奶瓶掉了，許久沒有人理會，大聲哭了，這是無助的缺失體驗。天黑找不到媽媽哭了，這是沒有安全感的缺失體驗。幼兒想學穿鞋卻怎麼也穿不好，媽媽來幫忙也哭著說不要，更莫名其妙的是好心幫他穿，他卻心煩氣躁又哭又鬧，脾氣顯得很剛烈，這是自我實現缺失體驗引發情緒困擾。「媽媽你快來看，我畫了一隻貓。」媽媽說：「畫得不像，太醜了，我畫給你看。」孩子生氣地說：「媽媽才畫不好，媽媽畫得最難看，我以後再也不畫了。」這好像只喜歡聽讚美的話，不能接受批評的孩子，其實是得不到尊重與肯定缺失體驗的情緒語言。

人的缺失體驗在日常生活中無所不在，不勝枚舉。早期兄弟姊妹數較多的家庭，父母忙於農作勞動，幼童自行處理缺失體驗的方法是一哭二鬧三轉移，哭過鬧過以後，會在下一件事將不能滿足的需求拋開。當年缺失體驗不容易被重視的幼童，或許從小就學習「忍耐」與「壓抑」，似乎有的具備處理缺失性體驗的感受能力比較強，長大面對困難不容易被挫折打敗退縮，表現正面積極迎接挑戰的陽光性。有的卻在長期不被重視，缺乏愛與歸屬感的缺失體驗下，養成個性陰沉、思想偏激固執的人格特質，成長過程特別渴望有愛，當得不到愛的關注容易有憎恨嫉妒，擁有愛又常處在怕失去不安的恐懼，可見缺失體驗對兒童心性與人格成長有利也有弊。

缺失體驗在人的心理發展過程一直是存在著，相對早期多生育的今日，少兒化及一胎化的家庭，越是高知識分子、經濟富裕社經地位高的父母，越能意識到「愛」對人心性發展的影響，通常在愛的教育理念實踐之餘，還極盡可能爲培養身心健康、品德高尚、行爲高雅這種理想的人，提供孩子完全不受社會習氣污染與傷害的生活學習環境，而且會以身作則希望成爲孩童「理想」化人格養成的模擬對象。雖然多數的父母並無意識以哪些行爲影響和塑造孩子，但是兒童也會從認同父母的言行或價值觀及氣質等等，由模擬仿效來形塑自己的行爲，並加以融合成爲自己的人格特質，這在心理分析上稱爲「內攝」（introjection）。這個過程很獨特，獨特到父母都不知道自己的個性乃至小小的一個動作，表現在外的行爲態度與教養價値觀，如何影響兒童模擬仿效認同內化，直到覺察兒童生活行爲和言語態度，就像一面鏡子寫實反射出自己的影子，才恍然大悟自己平時的一言一行，對兒女心理與行爲乃至氣質的影響有多大，所以故事是生活寫實的縮影，家庭帶給兒童羞怯無自信的故事，成爲繪本心理學所重視的素材，出版之多隨手可得：

我想……《娜娜的煎餅》（如圖7-2）是很合適爲家長導讀認識兒童心理的一本書，它是兒童自我認同心理的故事，故事裡的主人翁娜娜，對年齡比較大、多才多藝的姊姊由心羨慕從認眞畫一張家裡的寵物狗小米，驕傲拿給姊姊看，在姊姊否定之後，即在姊姊什麼每張圖都好棒，姊姊什麼都會的意識裡，把姊姊們推向崇高的皇后與公主，是運動上的超人與女

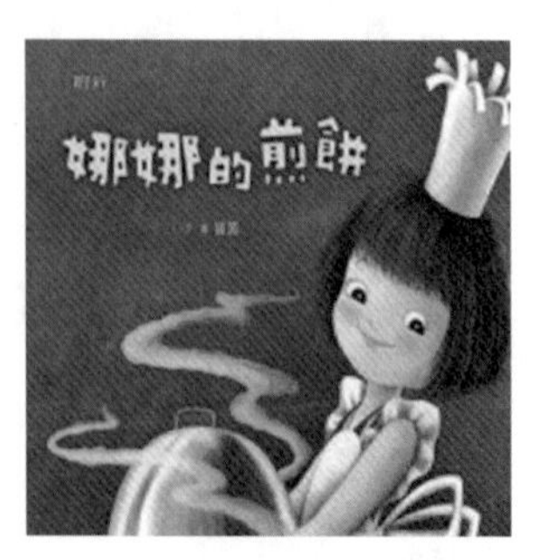

圖7-2　《娜娜的煎餅》

俠，更是玩遊戲中的小精靈與魔術師，做了偶象的崇拜，由此生活在對姊姊充滿景仰的娜娜，不自覺地使自己更卑微成爲姊姊們遊戲的「玩偶」，被當成神射手的靶，被當成兔子裝在紙箱裡，這都是娜娜想與姊姊一起玩得到的「待遇」。在大姊姊不喜歡與小妹妹一起玩的心理下，娜娜被排擠在門外，只能偷聽廚房裡姊姊們歡樂的笑語，直到廚房裡金黃色的餅完成了，媽媽讚不絕口地說「哇！好好吃的煎餅！」這時娜娜心裡雖然還是認爲姊姊是最厲害的，但是這剎那間也激起模仿的心，自心對話地問：「娜娜也可以一樣厲害嗎？當然可以。」自我肯定之下也由模仿想體驗動手做。當然初次嘗試做煎餅是容易出錯的，在姊姊們的一陣笑聲中的娜娜臉紅了，否定自己內心自我暗示：「永遠沒有姊姊厲害。」心裡的自信心不見了，羞怯帶來退縮的行爲躲在桌子底下，直到來借雞蛋的鄰居王媽媽嘗一口：「好棒！這麼特別的蛋餅是怎麼做的？我晚餐也來做一個。」這個讚美與肯定讓娜娜領悟了「原來，不用跟姊姊一樣，也可以很厲害」。從此不再跟著姊姊，自我創造遊戲，世界每天都不一樣。

㈤ 認識自我與自我實現

兒童心理的危機無處不在，學校同儕互動也會產生心理危機，生活中不能自我認同的故事比比皆是。曾有一位青年寫他在國中時期隨著體型變化，開始有偶像崇拜心理的同時，不但重視同儕之間的意見和觀點，而且注意自己是否有獨特的吸引力。因爲同儕在生活中經常以有無「氣質」，評論他的長相與言談內容或行爲，甚而說他長得醜，不願意與他相鄰而坐，於是他總是將氣質與外表的美麗畫上等號，認爲氣質美醜是能不能獲得友誼的關鍵，將更多的心思放在改變氣質的這件事上，爲迎合他人耗時耗財在服裝儀容妝點亮眼。爲了想建立友誼與認同感，跟隨他人興趣放棄自己本有特質，不自覺在低成就學童的群聚中找到快樂，日漸變得孤芳自賞，自我感覺良好我行我素，開始追求不合自我身份的流行時尚，穿著打扮奇裝異服，被社區鄰居指指點點說他是「不良少年」。

在影響學業卻改變不了人與人之間的關係感到氣餒時，就對什麼是氣質，又怎麼樣改變自己才能有氣質感到困惑，這個困惑自己得不到合理解答，穿著行爲又得不到家長與師長的支持，在不被認同與不被欣賞之下，爲解放自己被家人高度期許的壓力，以及爲躲避行爲怪異被認定貼上「不良少年」的標籤，在行爲與心理內外不協調時陷入極度矛盾而痛苦，有時離群自我封閉變得孤僻暴躁。有一天在妹妹一句「我的哥哥不是流氓」中，驚覺自己的行爲竟然與流氓並無不同時感到羞愧，爲此決心遠離交往的朋友，卻從此讓自己更封閉，拖延數年才考上大學。

現實中這個不正常自我認同的案例，在家庭或在學校或許父母與老師都還沒覺察兒童乃至青少年心理危機的存在，但是在一本以零至八歲兒童爲閱讀對象的故事創作就已經注意到了。故事以物擬人化寫作，說：住在「叮巴度」的「呱呱鴨」從小到大沒見過任何一隻鴨，以爲世界只有她一隻鴨，在鏡子前看見自己扁扁的嘴巴卻覺得很醜，覺得難看想切了它，還爲了沒有漂亮的嘴巴，心理感到煩憂，整天垂頭喪氣。看在別人眼裡是幼稚的想法，滑稽幼稚的思想還不僅如此，整夜夢想自己能有一副豬鼻子，有狗黑黑濕濕光亮的鼻子，有大象捲曲的鼻子，在夢中對幻想自己的新模樣感到滿意極了，卻不知道不合適自己的裝扮，不認識自己所表現的行爲會引來更多異樣眼光和嘲笑。直到遇上外來的另一隻鴨子，對她的嘴巴高度地欣賞肯定和讚美，這時才找到自己的獨特性。「呱呱鴨」反映寫實的一部分，學生個案可謂少年版「呱呱鴨」的延伸，描寫人的心智不成熟容易對自我失去自信，一旦價值觀偏差，「心」會一時偏離常軌，失去內在理性，迷失自己，最後陷入孤獨而自閉，在視野窄化的生活環境中更容易陷入迷惘。

繪本心理學描述人不能自我認同的一面，它也描述人有追求自我實現高層次心理需求的一面，自我實現是人自我潛能的發揮，《娜娜的煎餅》主角娜娜能玩出屬於自己的遊戲，這是一種潛能的自我實現。能自我實現代表這個人能接納自己的缺點，也象徵已經能樂觀看問題，並且有了人生目標的長遠方向，願意堅持投入直到看到成果的決心，能自我實現的人不會空談而無執行力。繪本描寫自我實現的故事，幾乎都以主角不能自我認同，或不被認同爲敘事主軸，進而轉化心念之後自我實現作爲圓滿的結局，於是我們也總是認爲故事是編造的創作，懷疑眞實的人生故事，眞有可能這麼美滿嗎？抱持懷疑不做深化探索永遠找不到答案。

閱讀故事如果只在意結果，講重點集中在主角的關注，忽略故事其他角色對話的心理，就無法讀出繪本心理學在說什麼。因爲故事任何一個角色對話，往往象徵人心裡的意識形態，如果一群人說的話都具有同類型的意識，身處在這種環境的兒童是容易被否認、無法發展潛能的，哪怕是才華洋溢也會被不當批評失去自信，繪本心理學就是說社會普遍讓發展中的兒童，無法自我實現的因素是什麼，將它突顯在故事裡。

我想……《大腳丫跳芭蕾》（如圖7-3）文圖都是艾美．楊，畫面上已經可以看見故事主角貝琳達的一雙大腳丫，原本不在意自己的腳有什麼問題，沒想到大腳丫卻是讓她在一場芭蕾舞選拔賽，被具有高知名度的一群評審，極盡語言羞辱下成爲否定跳舞能力的關鍵。貝琳達也因此相信自己可能不適合跳舞，在無一技之長下找到餐廳的工作。或許因爲跳舞對她而言是興趣不是目的，任何地方都可以是舞臺，都可以跳舞，輕盈的腳步在送餐行走，腳尖的節拍就自然流露舞動身影的美，將缺點化爲優點自在穿梭在客人面前，自信可以無形地爲自己創造了生機，成爲眾所皆知的餐廳舞蹈家。在大都會劇院翩翩起舞，全場的人都全神貫注看她跳舞，根本沒注意到她的腳有多大，連評審也大喊：「太精彩了，多麼像燕子、鴿子、羚羊啊！」這可是跟最初評審的話完全不同：

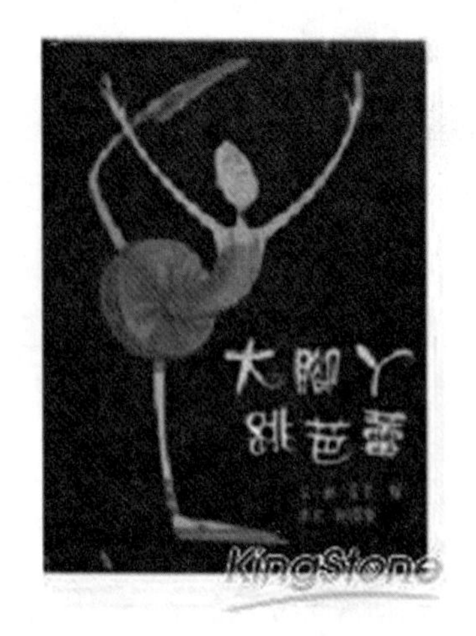

圖7-3　《大腳丫跳芭蕾》

選拔賽的評審一看到她的腳就大叫：「暫停！」

「天啊！」賈莊董男爵三世說，「你的腳大得像條船！」

著名的紐約評論家喬治・根畢崇說：簡直跟海豹的鰭腳沒兩樣！」

社會上也眞的有很多不懂裝懂的人，也有許多應聲的跟屁蟲，還有全憑主觀評論的老巫婆，這些沒有審美力的評審，不懂對人的欣賞，隨意的一句話，很容易讓人因挫折而自卑。繪本心理學不是以圓滿的結局，讓讀者感到現實人生都是美好的，讀者如果仔細閱讀故事的發展，會發現每一個故事都在告訴兒童怎麼樣轉念，突破慣性思維可以自我實現，或是如何激發對生活的熱情，爲他人付出可以獲取更多友誼，當人的缺點能爲他人所接受也就不是缺點了。所以繪本心理學在說什麼？在說現實生活容易被忽視的兒童心理危機，成人讀者倘若能夠從閱讀繪本故事，懂得小小言語或態度的改變，將可以改變兒童的一生。所以繪本的讀者不分老少，看懂繪本的力量就能受益匪淺。

主要參考書目

蔡清田，2012，《素養課程改改革DNA》，高等教育事業有限公司出版。

威憐‧麥獨孤著，俞國良、雷霞、張登印合譯，2000，《社會心理學導論》，昭明出版社。

林文寶，1993，《兒童文學故事體寫作論》，富春文化出版。

傅林統，1990，《兒童文學的思想與技巧》，富春文化出版。

張清榮，1991，《兒童文學創作論》，富春文化出版。

蔡秋桃，1986，《幼稚教育課程通論》，五南圖出公司出版。

馬丁‧沙利斯伯利（Martin Salisbury），2008，《童書插畫新世界》，積木文化出版。

馬丁‧沙利斯伯利，2005，《彩繪童書——兒童讀物插畫創作》，視傳文化事業有限公司出版。

劉昌元，1996，《西方美學導論》，聯經出版。

梁福鎮，2001，《審美教育學》，五南圖書公司出版。

龍協濤，2000，《讀者反應理論》，揚智文化事業股份有限公司出版。

楊容著，2002，《解構思考》，商鼎文化出版。

洪斯剛，1997，《語言發展心理學》，五南圖書公司出版。

陳仲庚、張雨新編著，1998，《人格心理學》，五南圖書公司出版。

馬克林（George F. Mclean）、諾爾士（Richard T. Knowes）編，1993，《道德發展心理學》，臺灣商務印書館。

張少康，1991，《中國古代文學創作論》，文史哲出版社。

繪本書目：

朱里安諾（Giuliano Ferri），2007，《我不想長大》，格林文化。

艾諾・桑卡德，2009，《小羊和蝴蝶》，上誼文化出版。

海因茲・溫格爾，1996《穿越世界的一條線》，格林文化。

湯米・溫格爾，2001，《魔法一點靈》，格林出版。

赤羽末吉，1996，《追追追》，格林出版。

李歐・李奧尼（Leo Lionni），2010，《老鼠阿修的夢》，上誼文化出版。

幾米，2006，《謝謝你毛毛兔，這個下午真好玩》，大塊文化出版。

艾瑞・卡爾，2009，《小種籽》，上誼文化出版。

凌拂，2005，《帶不走的小蝸牛》，遠流出版。

伊莎貝・阿貝蒂，2006，《我贏了／我輸了》，親子天下出版。

麥卡菲（Annalena McAfee），2003，《誰來我家》，格林文化出版。

克里斯汀，1996，《聽我為你唱童謠》，麥田出版。

林世仁，2011，《我家住在大海邊》，和英出版。

赫姆・海恩（Helme Heine），1991，《珍珠》，上誼文化出版。

約翰・吉爾，2000年，《第一座森林的愛》，大樹出版。

郝廣才，2001，《巨人和春天》，格林文化出版。

莊永佳，2015，《擁抱》，國語日報出版。

法拉力・哥巴契夫（Valeri Gorbachev），2003，《小雞上學》，上誼文化出版。

何雲姿，2012，《小月月的蹦蹦跳跳課》，青林出版。

約克史坦納，2003，《再見！小兔子》，格林文化出版。

提利・羅伯埃克特，2006，《謊言小精靈》，大穎文化出版。

安東尼・布朗，2003，《當乃平遇上乃萍》，格林文化出版。

錢茵，2014，《娜娜的煎餅》，親子天下出版。

艾美・楊，2004，《大腳丫跳芭蕾》，東方出版社。

Note

國家圖書館出版品預行編目資料

看見繪本的力量／張嘉真著. ——初版. ——
臺北市：五南，2017.11
面；　公分
ISBN 978-957-11-9144-7（平裝）

1.閱讀治療　2.繪本

418.989　　　106004831

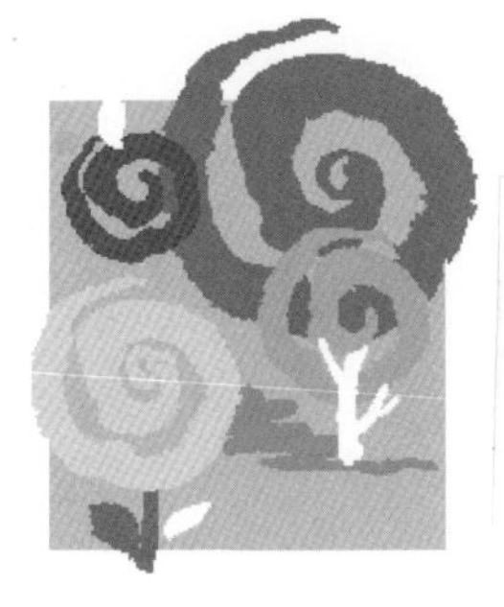

1XAU 兒童文學系列

看見繪本的力量——從繪本故事導讀知道孩子在想什麼

作　　者 — 張嘉真（美鈴）
發 行 人 — 楊榮川
總 經 理 — 楊士清
副總編輯 — 黃惠娟
責任編輯 — 蔡佳伶　簡妙如
封面設計 — 姚孝慈　謝瑩君
出 版 者 — 五南圖書出版股份有限公司
地　　址：106台北市大安區和平東路二段339號4樓
電　　話：(02)2705-5066　　傳　　真：(02)2706-6100
網　　址：http://www.wunan.com.tw
電子郵件：wunan@wunan.com.tw
劃撥帳號：01068953
戶　　名：五南圖書出版股份有限公司

法律顧問　林勝安律師事務所　林勝安律師

出版日期　2017年11月初版一刷
定　　價　新臺幣350元

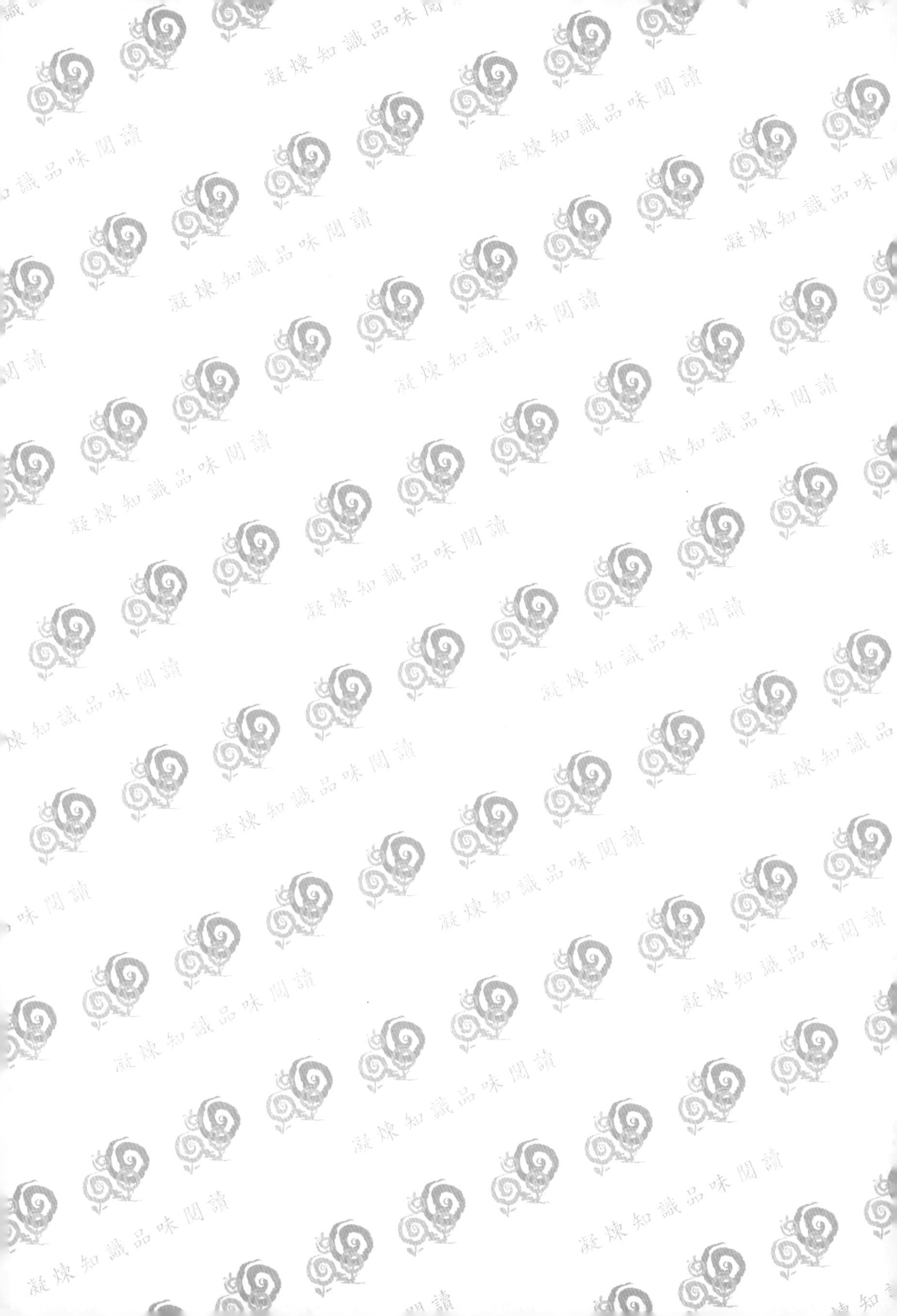

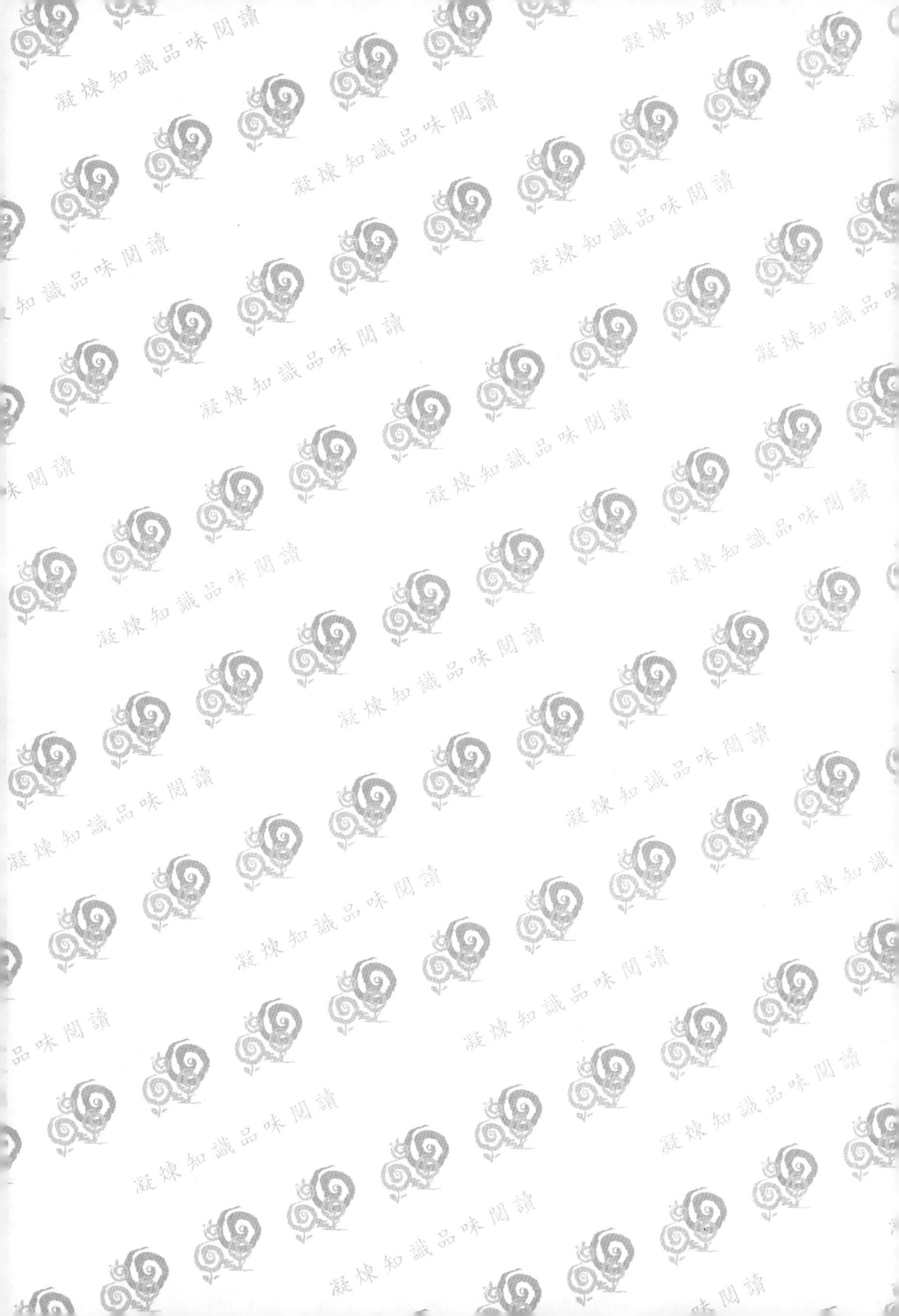